STUHL-YOGA
FÜR SENIOREN
ÜBER 60

Übungen zur Verbesserung der Beweglichkeit, des Gleichgewichts, der Flexibilität, der Kraft, der Entspannung und zur Unterstützung der Gewichtsabnahme.

Diana E. Allison

Haftungsausschluss

Die hier bereitgestellten Informationen dienen ausschließlich Bildungszwecken und sind nicht als Ersatz für eine professionelle Diagnose, Behandlung oder Pflege gedacht. Bei medizinischen Bedenken wenden Sie sich an Ihren Arzt oder einen qualifizierten Gesundheitsdienstleister. Bitte beachten Sie, dass es sich bei dieser Ressource nicht um ein Heilmittel, sondern nur um Verwaltungszwecke handelt. Die individuellen Reaktionen auf die Behandlung können unterschiedlich sein, und eine personalisierte medizinische Beratung ist für die richtige Diagnose, Behandlung und Behandlung von Gesundheitszuständen unerlässlich.

Inhaltsverzeichnis

Einführung

Stellen Sie sich vor, Sie wachen mit einem neuen Gefühl der Vitalität auf und fühlen sich flexibler, ausgeglichener und energiegeladener als seit Jahren. Willkommen in der Welt des Stuhl-Yoga für Senioren über 60, wo das Alter nur eine Zahl ist und jeder Tag neue Möglichkeiten für Wohlbefinden und Freude bietet.

Dieser Leitfaden ist Ihr Zugang zu sanften, aber effektiven Übungen, die sich nahtlos in Ihren Alltag einfügen und Ihnen dabei helfen, Ihre Mobilität zu verbessern, Stress abzubauen und einen gesünderen, glücklicheren Lebensstil zu führen.

Ganz gleich, ob Sie Yoga -Neuling oder erfahrener Yoga -Praktizierender sind, diese stuhlbasierten Routinen sind so konzipiert, dass sie Sie dort abholen, wo Sie sind, und einen Weg zu mehr Wohlbefinden bieten, der sowohl zugänglich als auch angenehm ist. Lassen Sie uns diese Reise gemeinsam antreten, einen Atemzug, eine Strecke und ein Lächeln nach dem anderen.

Vorteile von Stuhl Yoga für Senioren

Stuhl Yoga bietet Senioren zahlreiche Vorteile und ist daher eine ideale Übung zur Verbesserung des körperlichen, geistigen und emotionalen Wohlbefindens. Hier sind einige wichtige Vorteile:

1. Verbessert die Flexibilität

Stuhl Yoga trägt dazu bei, die Flexibilität zu erhalten und zu steigern, die für tägliche Aktivitäten und allgemeine Mobilität von entscheidender Bedeutung ist. Sanfte Dehnübungen und Bewegungen halten die Muskeln und Gelenke geschmeidig, verringern die Steifheit und erhöhen den Bewegungsumfang.

2. Verbessert die Muskelkraft

Regelmäßiges Stuhl Yoga trägt zum Aufbau und Erhalt der Muskelkraft bei. Dies ist wichtig für die Bewältigung alltäglicher Aufgaben, die Wahrung der Unabhängigkeit und die Vorbeugung von Muskelschwund, der mit zunehmendem Alter auftreten kann.

3. Fördert die Durchblutung

Die Bewegungen beim Stuhl Yoga fördern eine bessere Durchblutung des Körpers. Eine verbesserte Durchblutung kann dazu beitragen, Entzündungen zu reduzieren, die Heilung zu fördern und sicherzustellen, dass lebenswichtige Organe ausreichend Sauerstoff und Nährstoffe erhalten.

4. Reduziert Stress und Angst

Stuhl-Yoga umfasst Atemübungen und Achtsamkeitstechniken, die dabei helfen, Stress und Ängste abzubauen. Diese Praktiken fördern die Entspannung, senken den Blutdruck und schaffen ein Gefühl von innerem Frieden und Wohlbefinden.

5. Verbessert Gleichgewicht und Stabilität

Viele Stuhl-Yoga -Übungen konzentrieren sich auf die Verbesserung des Gleichgewichts und der Stabilität, die für die Vermeidung von Stürzen und die Verbesserung der allgemeinen Sicherheit von entscheidender Bedeutung sind. Die Stärkung der Rumpf- und Beinmuskulatur trägt wesentlich zu einem besseren Gleichgewicht bei.

6. Erhöht die Gesundheit der Gelenke

Sanfte Dehnungen und Bewegungen beim Stuhl Yoga halten die Gelenke gesund, indem sie die Schmierung aufrechterhalten und die Steifheit reduzieren. Dies kann besonders für Senioren mit Arthritis oder Gelenkschmerzen von Vorteil sein.

7. Fördert geistige Klarheit und Konzentration

Achtsamkeit und tiefe Atemübungen beim Stuhl Yoga fördern die geistige Klarheit und Konzentration. Dies kann die kognitive Funktion verbessern und Senioren helfen, scharf und aufmerksam zu bleiben.

8. Fördert soziale Interaktion

Die Teilnahme an Stuhl-Yoga -Kursen oder das Üben in Gruppen fördert die soziale Interaktion und verringert das Gefühl der Einsamkeit und Isolation. Es schafft ein Gemeinschaftsgefühl und Unterstützung unter den Teilnehmern.

9. Anpassbar für alle Niveaus

Stuhl Yoga ist äußerst anpassungsfähig und eignet sich daher für Senioren aller Fitnessniveaus und Fähigkeiten. Durch Modifikationen und Requisiten kann sichergestellt werden, dass jeder teilnehmen und von der Übung profitieren kann.

10. Verbessert die allgemeine Lebensqualität

Durch die Integration von Stuhl Yoga in ihren Alltag können Senioren eine allgemeine Verbesserung ihrer Lebensqualität erfahren. Die Kombination aus körperlicher Aktivität, geistiger Entspannung und sozialem Engagement trägt zu einem glücklicheren, gesünderen und erfüllteren Leben bei.

Nutzen Sie die transformative Kraft des Stuhl Yoga und entdecken Sie, wie diese einfachen, aber effektiven Übungen einen erheblichen Unterschied für Ihre Gesundheit und Ihr Wohlbefinden bewirken können.

Wer kann Stuhl Yoga praktizieren?

Stuhl Yoga ist eine integrative und zugängliche Form der Übung, die für ein breites Spektrum von Personen, insbesondere für Senioren, geeignet ist. Hier ist ein genauerer Blick darauf, wer von der Ausübung von Stuhl Yoga profitieren kann:

1. Senioren und ältere Erwachsene

Stuhl-Yoga ist ideal für Senioren, die traditionelle Yoga -Übungen aufgrund altersbedingter körperlicher Veränderungen möglicherweise als Herausforderung empfinden. Es bietet eine sichere Möglichkeit, Flexibilität, Kraft und Gleichgewicht zu bewahren, ohne dass das Risiko eines Sturzes oder einer Überanstrengung besteht.

2. Personen mit eingeschränkter Mobilität

Für diejenigen, die Schwierigkeiten haben, längere Zeit zu stehen oder Probleme mit der Mobilität haben, bietet

Stuhl Yoga eine unterstützende Umgebung für körperliche Aktivität. Dazu gehören Personen, die sich von einer Operation erholen oder an chronischen Erkrankungen leiden, die ihre Mobilität einschränken.

3. Menschen mit Gleichgewichtsproblemen

Wer Probleme mit dem Gleichgewicht hat, kann vom Stuhl Yoga profitieren. Die Verwendung eines Stuhls zur Unterstützung stellt sicher, dass die Teilnehmer Posen sicher ausführen können, verringert das Risiko von Stürzen und stärkt das Vertrauen in ihre Bewegungsfähigkeit.

4. Personen mit chronischen Schmerzen oder Beschwerden

Menschen, die unter chronischen Schmerzzuständen wie Arthritis oder Fibromyalgie leiden, werden feststellen, dass Yoga auf dem Stuhl eine schonende Wirkung auf ihre Gelenke und Muskeln hat. Die geringe Belastung der Übungen trägt zur Schmerzlinderung und zur Verbesserung der allgemeinen Gelenkgesundheit bei.

5. Anfänger, die neu im Yoga sind

Stuhl Yoga ist ein ausgezeichneter Ausgangspunkt für diejenigen, die neu im Yoga sind und sich von traditionellen Yoga kursen möglicherweise eingeschüchtert fühlen. Es bietet eine bequeme und

leicht zugängliche Möglichkeit, die Grundlagen des
Yoga zu erlernen und eine Grundlage für die weitere
Praxis zu schaffen.

6. Büroangestellte

Büroangestellte, die viele Stunden am Schreibtisch
sitzen, können von Stuhl-Yoga profitieren, um
Rückenschmerzen, Nackenverspannungen und Stress zu
lindern. Es ist eine bequeme Möglichkeit, sich zu
strecken und zu entspannen, ohne den Arbeitsplatz
verlassen zu müssen.

7. Schwangere Frauen

Schwangere Frauen können Stuhl Yoga nutzen, um
aktiv zu bleiben und schwangerschaftsbedingte
Beschwerden zu lindern. Es bietet eine sichere
Alternative zum traditionellen Yoga und ermöglicht
werdenden Müttern, die Posen je nach Wohlbefinden
und Schwangerschaftsstadium zu ändern.

8. Menschen mit Behinderungen

Stuhl Yoga kann an verschiedene körperliche
Behinderungen angepasst werden. Es bietet Menschen
mit unterschiedlichen Fähigkeiten die Möglichkeit, die
Vorteile von Yoga zu erleben und ihr körperliches und
geistiges Wohlbefinden zu verbessern.

9. Jeder, der eine sanfte Form der Bewegung sucht

Wer auf der Suche nach einer sanften, schonenden Trainingsform ist, für den ist Stuhl Yoga genau das Richtige. Es ist eine effektive Möglichkeit, aktiv zu bleiben, Stress abzubauen und die allgemeine Gesundheit zu verbessern, ohne die Intensität anstrengenderer Trainingseinheiten.

Stuhl Yoga ist eine vielseitige und anpassungsfähige Praxis, die Menschen jeden Alters, jeder Fähigkeit und jedes Fitnessniveaus willkommen heißt. Ganz gleich, ob Sie in Ihren goldenen Jahren aktiv bleiben, einen Gesundheitszustand in den Griff bekommen oder einfach eine sanftere Form der Bewegung genießen möchten, Stuhl Yoga bietet zahlreiche Vorteile, die auf Ihre Bedürfnisse zugeschnitten sind. Nehmen Sie die Praxis an und entdecken Sie, wie Stuhl Yoga Ihr körperliches, geistiges und emotionales Wohlbefinden verbessern kann.

Kapitel 1: Erste Schritte

Den richtigen Stuhl wählen

Die Wahl des richtigen Stuhls ist entscheidend für eine sichere und effektive Stuhl-Yoga -Praxis. Hier sind die wichtigsten Faktoren, die es zu berücksichtigen gilt:

1. Stabilität

Solide Konstruktion: Stellen Sie sicher, dass der Stuhl stabil ist und nicht wackelt. Vermeiden Sie Stühle mit Rädern oder Drehgestellen, da diese zu Instabilität führen können.

Flache Basis: Der Stuhl sollte eine flache Basis haben, die eine feste, rutschfeste Oberfläche bietet.

2. Höhe

Richtige Ausrichtung: Der Stuhl sollte so hoch sein, dass Ihre Füße beim Sitzen flach auf dem Boden aufliegen und die Knie im 90-Grad-Winkel stehen. Dies sorgt für eine korrekte Ausrichtung und reduziert die Belastung Ihrer Gelenke.

Höhenverstellbar: Wählen Sie nach Möglichkeit einen Stuhl mit einstellbarer Höhe, um ihn an Ihre Bedürfnisse anzupassen.

3. Rückenstütze

Gerade Rückenlehne: Entscheiden Sie sich für einen Stuhl mit gerader Rückenlehne, um Ihre Wirbelsäule ausreichend zu stützen. Vermeiden Sie übermäßig gepolsterte oder zurückgelehnte Stühle, die die Körperhaltung beeinträchtigen könnten.
Vollständiger Rücken: Eine vollständige Rückenstütze hilft bei der Aufrechterhaltung der richtigen Haltung und verhindert ein Herunterhängen während des Trainings.

4. Sitz

Fest und bequem: Der Sitz sollte fest, aber bequem sein. Vermeiden Sie zu weiche oder gepolsterte Sitze, die dazu führen können, dass Sie einsinken und an Stabilität verlieren.
Tiefe: Stellen Sie sicher, dass die Sitztiefe es Ihnen ermöglicht, bequem mit dem Rücken gegen den Stuhl und den Füßen flach auf dem Boden zu sitzen.

5. Armloses Design

Uneingeschränkte Bewegung: Ein armloser Stuhl ermöglicht volle Bewegungsfreiheit während des Trainings. Wenn Arme vorhanden sind, sollten diese Ihre Bewegungen nicht behindern.

6. Material

Rutschfeste Oberfläche: Wählen Sie einen Stuhl mit rutschfester Oberfläche, um ein Verrutschen während des Trainings zu verhindern. Gut geeignet sind Holz- oder Metallstühle mit leicht gepolsterter Sitzfläche.

Die Wahl des richtigen Stuhls ist für eine sichere und effektive Stuhl-Yoga   -Praxis von entscheidender Bedeutung. Legen Sie Wert auf Stabilität, richtige Höhe, eine gerade Rückenstütze, einen festen und bequemen Sitz, ein armloses Design für uneingeschränkte Bewegungsfreiheit und eine rutschfeste Oberfläche. Wenn Sie diese Funktionen sicherstellen, können Sie Stuhl-Yoga   -Posen korrekt und bequem ausführen und so Ihr Gesamterlebnis und Ihre Vorteile verbessern.

Grundlegende Ausrüstung und Requisiten

Um Ihre Stuhl-Yoga   -Praxis zu verbessern, können die richtige Ausrüstung und die richtigen Requisiten einen erheblichen Unterschied in Bezug auf Komfort und Effektivität machen. Hier sind die wesentlichen Dinge, die Sie benötigen:

1. Vorsitzender

Robust und stabil: Ein solider, rutschfester Stuhl ohne Rollen ist entscheidend. Beachten Sie die Richtlinien zur Auswahl des richtigen Stuhls, um Sicherheit und Unterstützung zu gewährleisten.

2. Yoga -Essen

Rutschfeste Oberfläche: Legen Sie eine Yoga matte unter den Stuhl, um ein Verrutschen zu verhindern und eine stabile Oberfläche für Stehübungen zu schaffen.
Komfort: Eine Matte bietet auch Dämpfung für alle Dehn- oder Entspannungsübungen auf dem Boden.

3. Blöcke

Unterstützung und Erweiterung: Yoga -Blöcke helfen dabei, Posen zu ändern und bieten bei Bedarf Unterstützung. Sie können verwendet werden, um die Reichweite zu vergrößern oder für zusätzliche Stabilität zu sorgen.
Material: Wählen Sie Schaumstoff- oder Korkblöcke wegen ihrer Haltbarkeit und Leichtigkeit.

4. Riemen

Flexibilitätshilfe: Yoga gurte helfen dabei, die Dehnung zu vertiefen und die Flexibilität zu verbessern, insbesondere bei Personen mit eingeschränkter Bewegungsfreiheit.

Verstellbare Länge: Entscheiden Sie sich für verstellbare Träger mit Schnalle, um die Länge je nach Bedarf anzupassen.

5. Kissen oder Kissen

Zusätzlicher Komfort: Kissen oder Kissen können verwendet werden, um zusätzlichen Sitzkomfort zu bieten oder den unteren Rücken, die Knie oder andere Gelenke während des Trainings zu stützen.
Vielseitigkeit: Kleine, feste Kissen sind vielseitig für verschiedene Modifikationen.

6. Decke

Unterstützung und Wärme: Eine gefaltete Decke kann bei bestimmten Posen zusätzliche Unterstützung und Polsterung bieten. Es kann auch zur Wärme während der Entspannung oder Meditation verwendet werden.
Fest und dick: Wählen Sie eine feste, dicke Decke, die im gefalteten Zustand ihre Form behält.

7. Wasserflasche

Bleiben Sie hydriert: Halten Sie eine Wasserflasche in der Nähe, um während des gesamten Trainings ausreichend Flüssigkeit zu sich zu nehmen.

Mit der richtigen Ausrüstung und den richtigen Hilfsmitteln erhöhen Sie die Sicherheit, den Komfort und die Effektivität Ihrer Yoga -Übungen auf dem Stuhl.

Stellen Sie sicher, dass Sie einen stabilen Stuhl, eine rutschfeste Yoga matte, Yoga blöcke, Gurte, Kissen oder Kissen, eine feste Decke und eine Wasserflasche haben. Diese Artikel helfen Ihnen dabei, Posen zu ändern, bieten Unterstützung und sorgen für die Aufrechterhaltung der Flüssigkeitszufuhr, was zu einem angenehmeren und wohltuenderen Yoga -Erlebnis beiträgt.

Sicherheitstipps und Vorsichtsmaßnahmen

Das Praktizieren von Stuhl Yoga kann sehr nützlich sein, aber es ist wichtig, Sicherheitstipps und Vorsichtsmaßnahmen zu befolgen, um ein sicheres und effektives Erlebnis zu gewährleisten. Hier sind die wichtigsten Punkte, die es zu beachten gilt:

1. Konsultieren Sie Ihren Arzt

Ärztliche Unbedenklichkeit: Bevor Sie mit Yoga auf dem Stuhl beginnen, konsultieren Sie Ihren Arzt, insbesondere wenn Sie bereits gesundheitliche Probleme oder Bedenken haben.

2. Wählen Sie den richtigen Stuhl

Stabil und rutschfest: Verwenden Sie einen stabilen, stabilen Stuhl ohne Rollen. Stellen Sie sicher, dass es auf einer rutschfesten Oberfläche oder Yoga matte steht, um ein Verrutschen zu verhindern.

3. Richtig aufwärmen

Sanftes Aufwärmen: Beginnen Sie jede Sitzung mit sanften Aufwärmübungen, um Ihre Muskeln und Gelenke auf intensivere Bewegungen vorzubereiten.

4. Hören Sie auf Ihren Körper

Vermeiden Sie Schmerzen: Bringen Sie sich niemals in Schmerzen. Bewegen Sie sich innerhalb Ihrer Komfortzone und respektieren Sie die Grenzen Ihres Körpers.

Ändern Sie nach Bedarf: Verwenden Sie Requisiten und ändern Sie die Posen entsprechend Ihren Fähigkeiten und Ihrem Komfortniveau.

5. Behalten Sie die richtige Haltung bei

Richten Sie Ihren Körper aus: Setzen Sie sich mit geradem Rücken, flachen Füßen auf den Boden und Knien in einem 90-Grad-Winkel. Stellen Sie sicher, dass Ihre Wirbelsäule während der Übungen gerade ausgerichtet ist.

6. Atmen Sie gleichmäßig

Gleichmäßige Atmung: Konzentrieren Sie sich auf eine gleichmäßige, tiefe Atmung. Vermeiden Sie es, den

Atem anzuhalten, da die richtige Atmung zur Entspannung und Sauerstoffzufuhr beiträgt.

7. Vermeiden Sie Überanstrengung

Mäßige Intensität: Halten Sie die Bewegungen sanft und kontrolliert. Vermeiden Sie Überanstrengung, insbesondere wenn Sie Yoga -Neuling sind oder eine eingeschränkte Beweglichkeit haben.

8. Bleiben Sie hydriert

Trinken Sie Wasser: Halten Sie eine Wasserflasche in der Nähe und sorgen Sie dafür, dass Sie während des gesamten Trainings ausreichend Flüssigkeit zu sich nehmen.

9. Verwenden Sie die richtige Ausrüstung

Unterstützende Hilfsmittel: Nutzen Sie nach Bedarf Yoga blöcke, Gurte, Kissen und Decken, um Unterstützung zu bieten und den Komfort zu erhöhen.

10. Üben Sie in einer sicheren Umgebung

Freier Raum: Stellen Sie sicher, dass Ihr Übungsbereich frei von Unordnung und Hindernissen ist. Ausreichend Platz um Ihren Stuhl herum ist für eine sichere Bewegung unerlässlich.

11. Abkühlen

Allmähliches Cool-Down: Beenden Sie jede Sitzung mit sanften Dehn- und Entspannungsübungen, um Ihren Körper abzukühlen.

Das Befolgen dieser Sicherheitstipps und Vorsichtsmaßnahmen wird Ihnen dabei helfen, eine sichere und effektive Stuhl-Yoga -Praxis zu genießen. Konsultieren Sie Ihren Arzt, wählen Sie einen stabilen Stuhl, wärmen Sie sich richtig auf, hören Sie auf Ihren Körper, behalten Sie die richtige Haltung bei, atmen Sie gleichmäßig, vermeiden Sie Überanstrengung, bleiben Sie hydriert, verwenden Sie die richtige Ausrüstung, üben Sie in einer sicheren Umgebung und kühlen Sie sich nach der Sitzung immer ab. Durch die Einhaltung dieser Richtlinien können Sie die Vorteile von Stuhl Yoga maximieren und gleichzeitig das Verletzungsrisiko minimieren.

Kapitel 2: Grundlagen des StuhlYoga

Grundlegende Atemtechniken

Atemtechniken sind für Stuhl Yoga von grundlegender Bedeutung und fördern Entspannung, Konzentration und allgemeines Wohlbefinden. Hier sind drei wesentliche Atemtechniken, die Sie in Ihre Praxis integrieren können:

1. Zwerchfellatmung (Bauchatmung)

- *Technik:* Setzen Sie sich bequem mit geradem Rücken und flachen Füßen auf den Boden. Legen Sie eine Hand auf Ihre Brust und die andere auf Ihren Bauch. Atmen Sie tief durch die Nase ein und lassen Sie dabei zu, dass sich Ihr Bauch hebt, während er sich mit Luft füllt. Atmen Sie langsam durch die Nase aus und spüren Sie, wie sich Ihr Bauch senkt.

- *Vorteile:* Verbessert die Lungenkapazität, reduziert Stress und fördert die Entspannung durch die Aktivierung des Zwerchfells.

2. Ujjayi-Atmung (siegreicher Atem)

- *Technik:* Setzen Sie sich mit geradem Rücken und flachen Füßen auf den Boden. Atmen Sie tief durch die Nase ein und ziehen Sie dabei den Rachen leicht zusammen. Atmen Sie durch die Nase aus und halten Sie dabei die Verengung des Halses aufrecht, um einen sanften, ozeanähnlichen Klang zu erzeugen. Halten Sie den Atem langsam und gleichmäßig.

- *Vorteile*: Beruhigt den Geist, erhöht die Konzentration und verbessert die Verbindung zwischen Atem und Bewegung.

3. Abwechselnde Nasenatmung (Nadi Shodhana)

- *Technik:* Sitzen Sie bequem mit geradem Rücken. Benutzen Sie Ihren rechten Daumen, um Ihr rechtes Nasenloch zu schließen. Atmen Sie tief durch Ihr linkes Nasenloch ein. Schließen Sie Ihr linkes Nasenloch mit Ihrem rechten Ringfinger, lassen Sie dann Ihr rechtes Nasenloch los und atmen Sie durch dieses aus. Atmen Sie durch das rechte Nasenloch ein, verschließen Sie es mit dem Daumen, lassen Sie dann das linke Nasenloch los und atmen Sie durch das rechte Nasenloch aus. Damit ist ein Zyklus abgeschlossen.

- *Vorteile*: Bringt das Nervensystem ins Gleichgewicht, reduziert Ängste und fördert die geistige Klarheit.

Die Einbeziehung dieser grundlegenden Atemtechniken in Ihre Stuhl-Yoga -Praxis kann Ihr Erlebnis erheblich verbessern. Die Zwerchfellatmung fördert die Entspannung, die Ujjayi-Atmung steigert die Konzentration und verbindet Atem mit Bewegung und die Wechselatmung bringt das Nervensystem ins Gleichgewicht und reduziert Ängste. Üben Sie diese Techniken regelmäßig, um Ihr allgemeines Wohlbefinden zu verbessern und Ihre Stuhl-Yoga -Praxis zu vertiefen.

Achtsamkeit und Entspannung

Die Integration von Achtsamkeit und Entspannung in Ihre Stuhl-Yoga -Praxis steigert die geistige Klarheit, reduziert Stress und fördert das allgemeine Wohlbefinden. So integrieren Sie diese wesentlichen Elemente:

1. Achtsamkeit

- **Bewusstsein für den gegenwärtigen Moment:**
  Konzentrieren Sie Ihre Aufmerksamkeit auf den
  gegenwärtigen Moment. Achten Sie ohne
  Wertung auf Ihren Atem, Ihre
  Körperempfindungen und Bewegungen.
- **Körperscan:** Führen Sie einen mentalen Scan
  Ihres Körpers von Kopf bis Fuß durch. Nehmen
  Sie Spannungsbereiche wahr und entspannen Sie
  diese bewusst.
- **Konzentrierte Aufmerksamkeit:** Wählen Sie
  einen Fokuspunkt, beispielsweise Ihren Atem
  oder einen bestimmten Körperteil, und richten
  Sie Ihre Aufmerksamkeit sanft darauf zurück,
  wenn Ihre Gedanken abschweifen.

2. Entspannungstechniken

- **Progressive Muskelentspannung:** Spannen und
  entspannen Sie nacheinander verschiedene
  Muskelgruppen. Beginnen Sie bei den Füßen und
  arbeiten Sie sich bis zum Kopf vor, wobei Sie mit
  jedem Ausatmen die Spannung lösen.
- **Geführte Bilder:** Stellen Sie sich eine friedliche
  Szene oder Umgebung vor. Nutzen Sie alle
  Sinne, um in diese beruhigende Umgebung
  einzutauchen.

- **Tiefes Atmen:** Nutzen Sie die
  Zwerchfellatmung, um die Entspannung zu
  fördern. Atmen Sie tief durch die Nase ein, halten
  Sie den Atem einige Sekunden lang an und atmen
  Sie dann langsam aus, wobei Sie mit jedem
  Atemzug die Anspannung lösen.

3. Achtsamkeit und Entspannung in Stuhl-Yoga integrieren

- **Beginnen und enden Sie mit Entspannung:**
  Beginnen Sie Ihre Praxis mit ein paar Minuten
  tiefem Atmen und Körperscannen, um sich zu
  zentrieren. Schließen Sie mit einer
  Entspannungsphase ab, die geführte Bilder oder
  progressive Muskelentspannung einbezieht.
- **Achtsame Bewegungen:** Führen Sie jede Yoga
  -Pose mit achtsamem Bewusstsein aus. Bewegen
  Sie sich langsam, konzentrieren Sie sich auf die
  Empfindungen und bleiben Sie im Moment
  präsent.
- **Atembewusstsein:** Synchronisieren Sie Ihren
  Atem mit Ihren Bewegungen. Atmen Sie bei
  Expansionshaltungen ein und bei
  Kontraktionshaltungen aus und achten Sie dabei
  auf einen gleichmäßigen und ruhigen
  Atemrhythmus.

Achtsamkeit und Entspannung sind Schlüsselkomponenten einer wohltuenden Stuhl-Yoga -Praxis. Konzentrieren Sie sich auf das Bewusstsein für den gegenwärtigen Moment, führen Sie Körperscans durch und nutzen Sie Entspannungstechniken wie progressive Muskelentspannung und geführte Bilder. Beginnen und beenden Sie Ihre Praxis mit Entspannungsphasen und behalten Sie dabei achtsame Bewegungen und Atembewusstsein bei. Diese Praktiken tragen dazu bei, Stress abzubauen, die geistige Klarheit zu verbessern und das allgemeine Wohlbefinden zu verbessern.

Verstehen Sie Ihren Körper und Ihre Grenzen

Das Erkennen und Respektieren der Fähigkeiten und Grenzen Ihres Körpers ist für eine sichere und effektive Stuhl-Yoga -Praxis unerlässlich. So verstehen und ehren Sie Ihren Körper:

1. Kennen Sie Ihre körperliche Verfassung

- **Gesundheitsbewertung:** Seien Sie sich eventueller Erkrankungen, Verletzungen oder körperlicher Einschränkungen bewusst. Konsultieren Sie Ihren Arzt, bevor Sie mit Yoga auf dem Stuhl beginnen.

- **Persönliche Ausgangslage:** Verstehen Sie Ihr aktuelles Maß an Kraft, Flexibilität und Ausdauer, um realistische Erwartungen an Ihr Training zu setzen.

2. Hören Sie auf Ihren Körper

- **Schmerz vs. Unbehagen:** Lernen Sie, zwischen Unbehagen und Schmerz zu unterscheiden. Beim Dehnen oder Kräftigen der Muskeln können Beschwerden auftreten, aber Schmerzen sind ein Signal, damit aufzuhören und die Sache noch einmal zu überdenken.
- **Rückmeldung:** Achten Sie darauf, wie sich Ihr Körper während und nach jeder Pose anfühlt. Nutzen Sie dieses Feedback, um Ihre Praxis entsprechend anzupassen.

3. Ändern Sie die Posen nach Bedarf

- **Verwenden Sie Requisiten:** Verwenden Sie Yoga-Blöcke, Gurte, Kissen und Decken, um die Posen zu verändern und zusätzliche Unterstützung zu bieten.
- **Bewegungen anpassen:** Passen Sie den Bewegungsumfang, die Intensität und die Dauer der Posen an Ihr Wohlbefinden und Ihre körperlichen Fähigkeiten an.

4. Machen Sie schrittweise Fortschritte

- **Beginnen Sie langsam:** Beginnen Sie mit einfachen Posen und gehen Sie nach und nach zu anspruchsvolleren Stellungen über, während sich Ihre Kraft und Flexibilität verbessern.
- **Konsequente Praxis:** Regelmäßiges Üben führt zu besseren Ergebnissen, als sich in einer einzigen Sitzung zu sehr anzustrengen. Streben Sie nach Konsistenz statt nach Intensität.

5. Bleiben Sie hydriert und ausgeruht

- **Flüssigkeitszufuhr:** Trinken Sie vor, während und nach dem Training viel Wasser, um Ihren Körper mit Feuchtigkeit zu versorgen.
- **Ausruhen:** Sorgen Sie für ausreichend Ruhe und Erholung, insbesondere wenn Sie Schmerzen oder Müdigkeit verspüren.

6. Respektieren Sie Ihre Grenzen

- **Vermeiden Sie Vergleiche:** Konzentrieren Sie sich auf Ihren eigenen Fortschritt und vermeiden Sie es, sich mit anderen zu vergleichen. Jeder Körper ist anders und Yoga ist eine persönliche Reise.
- **Einschränkungen akzeptieren:** Akzeptieren Sie die Grenzen Ihres Körpers und arbeiten Sie mit ihnen. Mit der Zeit werden Sie möglicherweise feststellen,

dass sich Ihre Grenzen erweitern, wenn sich Ihre Praxis weiterentwickelt.

Für eine sichere und effektive Stuhl-Yoga -Praxis ist es entscheidend, Ihren Körper und seine Grenzen zu verstehen. Kennen Sie Ihre körperliche Verfassung, hören Sie auf Ihren Körper, ändern Sie die Körperhaltung nach Bedarf, machen Sie schrittweise Fortschritte, bleiben Sie hydriert und ausgeruht und respektieren Sie Ihre Grenzen. Indem Sie die Fähigkeiten und Grenzen Ihres Körpers respektieren, können Sie die Vorteile von Stuhl Yoga maximieren und gleichzeitig das Verletzungsrisiko minimieren.

Kapitel 3: Aufwärmübungen

Sanfte Dehnübungen

Sanfte Dehnübungen sind beim Stuhl Yoga von grundlegender Bedeutung. Sie tragen dazu bei, die Flexibilität zu verbessern, Muskelverspannungen zu reduzieren und den Körper auf intensivere Bewegungen vorzubereiten. Hier sind einige wichtige sanfte Dehnübungen, die Sie in Ihre Praxis integrieren können:

1. Nackendehnung

- **Technik:** Setzen Sie sich bequem mit geradem Rücken und flachen Füßen auf den Boden. Neigen Sie Ihren Kopf langsam nach rechts und bringen Sie Ihr Ohr zur Schulter. Halten Sie einige Atemzüge lang an und spüren Sie die Dehnung entlang der linken Seite Ihres Nackens. Auf der anderen Seite wiederholen.
- **Vorteile:** Lindert Verspannungen im Nacken und in den Schultern.

2. Schulterrolle

- **Technik:** Setzen Sie sich aufrecht hin und stellen Sie Ihre Füße flach auf den Boden. Heben Sie Ihre Schultern in Richtung Ihrer Ohren und rollen Sie sie dann in kreisenden Bewegungen nach hinten und unten. Wiederholen Sie dies mehrmals und kehren Sie dann die Richtung um.
- **Vorteile:** Lockert verspannte Schultern und verbessert die Schulterbeweglichkeit.

3. Sitzende Katze-Kuh-Strecke

- **Technik:** Setzen Sie sich mit den Händen auf die Knie. Atmen Sie ein, krümmen Sie Ihren Rücken und heben Sie Brust und Kopf an (Kuhhaltung). Atme aus, runde deinen Rücken und ziehe dein Kinn zur Brust (Katzenhaltung). Wechseln Sie weiterhin mit jedem Atemzug zwischen diesen beiden Positionen.
- **Vorteile:** Erhöht die Flexibilität der Wirbelsäule und lindert Rückenverspannungen.

4. Sitzende Vorwärtsbeuge

- **Technik:** Setzen Sie sich mit hüftbreit auseinander liegenden Füßen flach auf den Boden. Atmen Sie ein, strecken Sie Ihre Wirbelsäule und atmen Sie aus, während Sie sich von Ihren Hüften nach vorne bewegen und Ihre Hände zu Ihren Füßen strecken. Gehen Sie so weit wie möglich und halten Sie die Position einige Atemzüge lang an.

- **Vorteile:** Dehnt den unteren Rücken und die hintere Oberschenkelmuskulatur und fördert die Entspannung.

5. Seitliche Dehnung im Sitzen

- **Technik:** Setzen Sie sich mit beiden Füßen flach auf den Boden. Atmen Sie ein, heben Sie Ihren rechten Arm über den Kopf und atmen Sie aus, während Sie sich nach links neigen und Ihren Arm über Ihren Kopf strecken. Halten Sie einige Atemzüge lang an und spüren Sie die Dehnung entlang Ihrer rechten Seite. Auf der anderen Seite wiederholen.
- **Vorteile:** Streckt die Seiten des Rumpfes und verbessert die Flexibilität der Wirbelsäule.

6. Hüftöffner im Sitzen

- **Technik:** Setzen Sie sich mit beiden Füßen flach auf den Boden. Kreuzen Sie Ihren rechten Knöchel über Ihrem linken Knie. Üben Sie sanften Druck auf Ihr rechtes Knie aus, um die Dehnung Ihrer rechten Hüfte zu erhöhen. Halten

Sie diese Position mehrere Atemzüge lang und wechseln Sie dann die Seite.

- **Vorteile:** Öffnet die Hüften und lindert Verspannungen im unteren Rückenbereich.

7. Knöchelkreise

- **Technik:** Setzen Sie sich mit beiden Füßen flach auf den Boden. Heben Sie Ihren rechten Fuß vom Boden ab und drehen Sie Ihren Knöchel in kreisenden Bewegungen. Führen Sie mehrere Kreise in eine Richtung aus und kehren Sie dann die Richtung um. Wiederholen Sie dies mit dem linken Knöchel.
- **Vorteile:** Verbessert die Beweglichkeit der Knöchel und steigert die Durchblutung der Unterschenkel.

Die Einbeziehung sanfter Dehnübungen in Ihre Yoga -Routine auf dem Stuhl erhöht die Flexibilität, reduziert Muskelverspannungen und bereitet Ihren Körper auf intensivere Übungen vor.

Konzentrieren Sie sich auf Dehnübungen für Nacken, Schultern, Wirbelsäule, Hüften und Knöchel, um die allgemeine Entspannung und Beweglichkeit zu fördern. Üben Sie diese Dehnübungen regelmäßig, um einen flexiblen und spannungsfreien Körper zu erhalten.

Gelenklockerungs bewegungen

Gelenklockerungsbewegungen sind beim Yoga auf dem Stuhl von entscheidender Bedeutung, um die Beweglichkeit zu erhöhen, Steifheit zu reduzieren und die Durchblutung der Gelenke zu verbessern. Hier sind wichtige Bewegungen zur Gelenklockerung, die Sie in Ihre Praxis integrieren können:

1. Handgelenkskreise

- **Technik:** Strecken Sie Ihre Arme gerade nach vorne aus, die Handflächen zeigen nach unten. Drehen Sie Ihre Handgelenke in kreisenden Bewegungen, zuerst im Uhrzeigersinn, dann gegen den Uhrzeigersinn.
- **Vorteile:** Erhöht die Flexibilität und Durchblutung der Handgelenke und Hände.

2. Schulterzucken

- **Technik:** Setzen Sie sich aufrecht hin, die Arme liegen entspannt an Ihren Seiten. Ziehen Sie Ihre Schultern in Richtung Ihrer Ohren, halten Sie sie einen Moment lang gedrückt und lassen Sie sie dann wieder los.
- **Vorteile:** Lindert Verspannungen in den Schultern und verbessert die Schulterbeweglichkeit.

3. Ellenbogenbeugen

- **Technik:** Strecken Sie Ihre Arme auf Schulterhöhe seitlich aus, die Handflächen zeigen nach oben. Beugen Sie Ihre Ellbogen, führen Sie Ihre Hände zu Ihren Schultern und strecken Sie dann Ihre Arme.
- **Vorteile:** Erhöht die Flexibilität und Bewegungsfreiheit der Ellenbogen.

4. Hüftkreise

- **Technik:** Setzen Sie sich mit beiden Füßen flach auf den Boden und Hände in die Hüften. Kreisen Sie Ihre Hüften im Uhrzeigersinn und wechseln Sie dann zur Bewegung gegen den Uhrzeigersinn.
- **Vorteile:** Lockert verspannte Hüftgelenke und verbessert die Beweglichkeit der Hüfte.

5. Knieheben

- **Technik:** Setzen Sie sich aufrecht hin und stellen Sie Ihre Füße flach auf den Boden. Heben Sie ein Knie in Richtung Brust, halten Sie es kurz und senken Sie es dann wieder ab. Wiederholen Sie dies mit dem anderen Knie.
- **Vorteile:** Verbessert die Flexibilität und stärkt die Muskeln im Kniebereich.

6. Knöchelbeugung und -spitze

- **Technik:** Setzen Sie sich mit beiden Füßen flach auf den Boden. Heben Sie Ihren rechten Fuß vom Boden ab, beugen Sie Ihren Knöchel und richten Sie Ihre Zehen zur Decke. Richten Sie dann Ihre Zehen von sich weg und beugen Sie Ihren Knöchel nach unten. Wiederholen Sie dies mit dem linken Fuß.
- **Vorteile:** Verbessert die Beweglichkeit des Knöchels und stärkt die Muskeln der Unterschenkel.

7. Nackenrollen

- **Technik:** Sitzen Sie aufrecht und mit entspannten Schultern. Senken Sie Ihr Kinn langsam in Richtung Brust, drehen Sie dann Ihren Kopf nach rechts und bringen Sie Ihr Ohr in Richtung Schulter. Rollen Sie Ihren Kopf weiter nach hinten, bis Ihr linkes Ohr Ihre linke Schulter erreicht, und bringen Sie dann Ihr Kinn zurück zur Brust. Wiederholen Sie den Vorgang in die entgegengesetzte Richtung.
- **Vorteile:** Lindert Verspannungen im Nacken und verbessert die Nackenbeweglichkeit.

Die Einbeziehung dieser gelenklockernden Bewegungen in Ihre Stuhl-Yoga -Routine trägt dazu bei, die

Beweglichkeit zu erhöhen, Steifheit zu reduzieren und die Durchblutung wichtiger Gelenke wie Handgelenke, Schultern, Ellbogen, Hüften, Knie, Knöchel und Nacken zu verbessern. Üben Sie diese Bewegungen regelmäßig, um die Gesundheit Ihrer Gelenke zu erhalten und die allgemeine Flexibilität und Beweglichkeit zu verbessern.

Bereiten Sie Ihren Körper auf Yoga vor

Um den Nutzen zu maximieren und das Verletzungsrisiko zu minimieren, ist es wichtig, dass Sie Ihren Körper vor Beginn einer Stuhl-Yoga -Sitzung richtig vorbereiten. So bereiten Sie sich effektiv vor:

1. Konsultieren Sie Ihren Arzt

- **Ärztliche Unbedenklichkeit:** Wenn Sie gesundheitliche Beschwerden oder Bedenken haben, wenden Sie sich an Ihren Arzt, bevor Sie mit Yoga auf dem Stuhl beginnen.

2. Wählen Sie die richtige Umgebung

- **Freiraum:** Stellen Sie sicher, dass Sie um Ihren Stuhl herum genügend Platz haben, damit Sie sich frei und ohne Hindernisse bewegen können.
- **Angenehme Temperatur:** Passen Sie die Raumtemperatur an, um während Ihres Trainings Komfort zu gewährleisten.

3. Wählen Sie geeignete Kleidung aus

- **Bequeme Kleidung:** Tragen Sie lockere, bequeme Kleidung, die uneingeschränkte Bewegungsfreiheit ermöglicht.
- **Nackte Füße oder rutschfestes Schuhwerk:** Üben Sie barfuß oder tragen Sie rutschfeste Socken oder Schuhe, um die Stabilität zu gewährleisten.

4. Sammeln Sie Ihre Ausrüstung und Requisiten

- **Stabiler Stuhl:** Wählen Sie einen stabilen Stuhl ohne Rollen und stellen Sie ihn auf eine rutschfeste Unterlage oder Yoga matte.
- **Yoga -Requisiten:** Sammeln Sie alle Hilfsmittel, die Sie möglicherweise benötigen, wie Yoga -Blöcke, Gurte, Kissen oder Decken, um Ihre Praxis zu unterstützen.

5. Aufwärmübungen

- **Sanfte Bewegungen:** Beginnen Sie mit sanften Aufwärmübungen, um die Durchblutung anzuregen und Ihre Muskeln und Gelenke auf Dehnungen und Bewegungen vorzubereiten.
- **Beispiele:** Nackenrollen, Schulterzucken, Handgelenkskreisen und sanfte Drehungen.

6. Machen Sie Atemübungen

- **Tiefes Atmen:** Führen Sie Zwerchfellatmung oder andere Atemtechniken durch, um den Geist zu beruhigen und sich zu zentrieren, bevor Sie mit den Posen beginnen.
- **Vorteile:** Fördert die Entspannung, versorgt den Körper mit Sauerstoff und bereitet Sie auf gezieltes Üben vor.

7. Legen Sie Ihre Absicht fest

- **Achtsamer Fokus:** Nehmen Sie sich einen Moment Zeit, um eine Absicht oder einen Schwerpunkt für Ihre Praxis festzulegen. Dies könnte der Entspannung dienen, die Flexibilität verbessern oder Stress abbauen.
- **Bleiben Sie präsent:** Bleiben Sie während Ihrer gesamten Praxis präsent und achten Sie auf die Empfindungen und Bedürfnisse Ihres Körpers.

8. Beginnen Sie langsam und respektieren Sie Ihre Grenzen

- **Allmählicher Fortschritt:** Beginnen Sie mit einfachen Posen und steigern Sie nach und nach die Intensität oder Dauer, wenn sich Ihr Körper daran gewöhnt.

- **Hören Sie auf Ihren Körper:** Vermeiden Sie es, sich in Unbehagen oder Schmerzen zu versetzen. Passen Sie die Posen nach Bedarf an Ihre Fähigkeiten an und vermeiden Sie Überanstrengung.

Um Ihren Körper auf Stuhl Yoga vorzubereiten, müssen Sie Ihren Arzt konsultieren, eine angenehme Umgebung schaffen, geeignete Kleidung tragen, die notwendige Ausrüstung zusammenstellen, sich mit sanften Übungen aufwärmen, Atemtechniken üben, sich eine Absicht setzen und langsam beginnen und dabei Ihre Grenzen respektieren. Wenn Sie diese Schritte befolgen, sorgen Sie für eine sichere, effektive und angenehme Yoga -Praxis auf dem Stuhl, die Ihr allgemeines Wohlbefinden unterstützt.

Kapitel 4: Grundlegende Stuhl-Yoga-Posen

Sitzende Berghaltung (Tadasana)

Die sitzende Berghaltung oder sitzende Tadasana ist eine grundlegende Yoga -Haltung, die die richtige Ausrichtung fördert, die Körperhaltung verbessert und ein Gefühl von Stabilität und Erdung fördert. So führen Sie es aus:

1. Ausgangsposition

- **Aufrecht sitzen:** Setzen Sie sich mit dem Rücken von der Rückenlehne weg auf einen stabilen Stuhl. Stellen Sie Ihre Füße hüftbreit auseinander flach auf den Boden.
- **Hände auf den Oberschenkeln:** Legen Sie Ihre Hände mit den Handflächen nach unten auf Ihre Oberschenkel.

2. Ausrichtung

- **Füße und Knie:** Stellen Sie sicher, dass Ihre Füße parallel sind und Ihre Knie sich direkt über Ihren

Knöcheln befinden und einen 90-Grad-Winkel
bilden.

- **Wirbelsäule:** Verlängern Sie Ihre Wirbelsäule
  und sitzen Sie so hoch wie möglich. Stellen Sie
  sich eine Schnur vor, die Ihren Scheitel nach
  oben zieht.

3. Engagement

- **Kernaktivierung:** Spannen Sie Ihre
  Rumpfmuskulatur an, indem Sie Ihren Nabel
  sanft in Richtung Wirbelsäule ziehen.
- **Schultern:** Rollen Sie Ihre Schultern nach oben,
  hinten und unten, sodass sie sich von Ihren Ohren
  weg entspannen können.
- **Hände und Arme:** Strecken Sie Ihre Arme
  entlang Ihres Körpers nach unten, wobei die
  Handflächen nach innen zeigen und die Finger
  zum Boden reichen.

4. Atmung

- **Tief einatmen:** Atmen Sie tief ein und dehnen Sie
  dabei Brust und Brustkorb aus.
- **Langsam ausatmen:** Atmen Sie vollständig aus
  und behalten Sie dabei die Länge und
  Ausrichtung Ihrer Wirbelsäule bei.

5. Achtsamkeit

- **Fokus:** Halten Sie Ihren Blick mit weichem Fokus nach vorne gerichtet. Alternativ können Sie auch die Augen schließen, um Ihr inneres Bewusstsein zu stärken.
- **Körperbewusstsein:** Spüren Sie das Erdungsgefühl Ihrer Füße und die Dehnung Ihrer Wirbelsäule.

6. Dauer

- **Halten Sie die Pose:** Bleiben Sie mehrere Atemzüge lang in der sitzenden Berghaltung und atmen Sie gleichmäßig und tief.

Vorteile

- **Verbessert die Körperhaltung:** Fördert die richtige Ausrichtung der Wirbelsäule und stärkt die Haltungsmuskulatur.
- **Fördert die Erdung:** Schafft ein Gefühl von Stabilität und Erdung und reduziert Stress und Ängste.
- **Verbessert das Bewusstsein:** Fördert Achtsamkeit und Körperbewusstsein und gibt den Ton für Ihre Yoga -Praxis vor.

Die sitzende Berghaltung (Tadasana) ist eine grundlegende Stuhl-Yoga -Haltung, die die Körperhaltung verbessert, die Erdung fördert und Achtsamkeit fördert. Setzen Sie sich aufrecht mit flachen Füßen hin, spannen Sie Ihren Rumpf an, entspannen Sie Ihre Schultern und atmen Sie tief durch, während Sie die Ausrichtung beibehalten. Diese Pose bildet eine stabile und konzentrierte Grundlage für Ihre Yoga -Übungen auf dem Stuhl.

Sitzende Vorwärtsbeuge

Die Vorwärtsbeuge im Sitzen ist eine sanfte Dehnung, die die Flexibilität der Wirbelsäule, der hinteren Oberschenkelmuskulatur und des unteren Rückens verbessert. So führen Sie es richtig aus:

1. Ausgangsposition

- **Bequem sitzen:** Setzen Sie sich auf einen stabilen Stuhl, die Füße stehen flach auf dem Boden und sind hüftbreit auseinander.
- **Hände auf den Oberschenkeln:** Legen Sie beide Hände auf Ihre Oberschenkel.

2. Ausrichtung

- **Wirbelsäule:** Sitzen Sie aufrecht und strecken Sie Ihre Wirbelsäule nach oben.

- **Füße und Knie:** Stellen Sie sicher, dass Ihre
  Füße parallel sind und sich Ihre Knie direkt über
  Ihren Knöcheln befinden.

3. Vorwärtsbeuge

- **Tief einatmen:** Atme ein, strecke deine
  Wirbelsäule und hebe deine Brust.
- **Ausatmen und nach vorne beugen:** Atmen Sie
  aus, während Sie sich von der Hüfte nach vorne
  bewegen und Ihre Hände zu Ihren Füßen oder
  zum Boden strecken. Halten Sie beim Beugen
  Ihren Rücken gerade.

4. Tiefe der Dehnung

- **Bequeme Reichweite:** Gehen Sie so weit wie
  möglich, ohne Ihren Rücken abzurunden. Legen
  Sie Ihre Hände je nach Flexibilität auf Ihre
  Schienbeine, Knöchel oder den Boden.
- **Entspannen Sie Ihren Nacken:** Lassen Sie Kopf
  und Nacken entspannen und halten Sie den
  Nacken lang.

5. Atmung

- **Tiefe Atemzüge:** Atmen Sie langsam und tief ein
  und halten Sie die Dehnung bei jedem Ausatmen
  aufrecht.

- **Entspannung:** Versuchen Sie, die Dehnung bei jedem Ausatmen leicht zu vertiefen, ohne sie zu erzwingen.

6. Halten Sie die Pose

- **Dauer:** Halten Sie die Vorwärtsbeuge im Sitzen mehrere Atemzüge lang, damit sich Ihr Körper in der Dehnung entspannen kann.

7. Aus der Pose herauskommen

- **Einatmen, um aufzustehen:** Atmen Sie ein, während Sie Ihren Oberkörper langsam wieder in die Ausgangsposition heben und so Ihre Wirbelsäule strecken.
- **Ausatmen und entspannen:** Atmen Sie aus, sobald Sie aufrecht sind, und entspannen Sie dabei Schultern und Nacken.

Vorteile

- **Verbessert die Flexibilität:** Streckt die Wirbelsäule, die hintere Oberschenkelmuskulatur und den unteren Rücken.
- **Reduziert Spannungen:** Lindert Verspannungen im Rücken und Nacken.
- **Fördert die Entspannung:** Fördert tiefes Atmen und Entspannung und reduziert Stress.

Die Vorwärtsbeuge im Sitzen ist eine wohltuende Dehnung, die die Flexibilität der Wirbelsäule, der hinteren Oberschenkelmuskulatur und des unteren Rückens verbessert. Sitzen Sie aufrecht, beugen Sie Ihre Hüften nach vorne und greifen Sie zu Ihren Füßen oder zum Boden, wobei Sie Ihren Rücken gerade halten. Atmen Sie tief durch und halten Sie die Pose mehrere Atemzüge lang, bevor Sie sich langsam wieder aufrichten. Diese Haltung hilft, Spannungen abzubauen und fördert die Entspannung.

Sitzende Katze-Kuh-Strecke

Das sitzende Katzen-Kuh-Stretching ist eine dynamische Bewegung, die dabei hilft, die Flexibilität der Wirbelsäule zu verbessern, Verspannungen zu lösen und die allgemeine Beweglichkeit zu verbessern. So führen Sie es aus:

1. Ausgangsposition

- **Aufrecht sitzen:** Setzen Sie sich auf einen stabilen Stuhl, die Füße stehen flach auf dem Boden und sind hüftbreit auseinander.
- **Hände auf Knien:** Legen Sie Ihre Hände zur Unterstützung auf Ihre Knie oder Oberschenkel.

2. Kuhhaltung (Einatmen)

- **Beuge deinen Rücken:** Atme tief ein und wölbe deinen Rücken. Schieben Sie Ihre Brust nach vorne, heben Sie Ihr Kinn leicht an und blicken Sie nach oben.
- **Schulterblätter:** Ziehen Sie Ihre Schulterblätter zusammen und nach unten über Ihren Rücken.

3. Katzenhaltung (Ausatmen)

- **Runden Sie Ihre Wirbelsäule ab:** Atmen Sie vollständig aus und runden Sie Ihren Rücken ab. Ziehen Sie Ihr Kinn in Richtung Brust und ziehen Sie Ihren Bauchnabel in Richtung Wirbelsäule.
- **Gespreizte Schulterblätter:** Spreizen Sie Ihre Schulterblätter, während Sie Ihren Rücken runden.

4. Fluss zwischen Posen

- **Reibungsloser Übergang:** Wechseln Sie weiterhin mit jedem Atemzug zwischen Kuh- und Katzenhaltung. Atmen Sie ein, während Sie in die Kuhhaltung übergehen und Ihren Rücken krümmen, und atmen Sie aus, wenn Sie in die Katzenhaltung übergehen und Ihre Wirbelsäule rund machen.

- **Sanfte Bewegungen:** Stellen Sie sicher, dass die Bewegungen sanft und sanft sind und dem Tempo Ihres Atems entsprechen.

5. Dauer

- **Wiederholen:** Führen Sie die sitzende Katze-Kuh-Dehnung 5–10 Zyklen lang durch und bewegen Sie sich dabei bei jedem Atemzug langsam und achtsam.

Vorteile

- **Wirbelsäulenflexibilität:** Verbessert die Flexibilität und Beweglichkeit der Wirbelsäule.
- **Spannungsentlastung:** Lindert Verspannungen im Rücken, Nacken und in den Schultern.
- **Verbesserte Haltung:** Fördert eine bessere Haltung und Ausrichtung.
- **Erhöhte Durchblutung:** Regt die Durchblutung an und fördert die Entspannung.

Die sitzende Katze-Kuh-Dehnung ist eine wirksame Methode, um die Flexibilität der Wirbelsäule zu verbessern, Verspannungen zu lösen und die Beweglichkeit zu verbessern. Setzen Sie sich mit den Händen auf die Knie, atmen Sie ein, um Ihren Rücken zu krümmen (Kuhhaltung), und atmen Sie aus, um Ihre Wirbelsäule zu runden (Katzenhaltung). Führen Sie 5–10

Zyklen durch und bewegen Sie sich dabei sanft mit Ihrem Atem. Diese Dehnung trägt zur Erhaltung einer gesunden Wirbelsäule und zur Stressreduzierung bei.

Sitzende Drehung

Der Seated Twist ist eine sanfte Yoga -Pose, die die Flexibilität der Wirbelsäule verbessert, die Verdauung verbessert und Verspannungen im Rücken löst. So führen Sie es aus:

1. Ausgangsposition

- **Aufrecht sitzen:** Setzen Sie sich auf einen stabilen Stuhl, die Füße stehen flach auf dem Boden und sind hüftbreit auseinander.
- **Hände auf den Oberschenkeln:** Legen Sie beide Hände auf Ihre Oberschenkel.

2. Twist-Vorbereitung

- **Wirbelsäule verlängern:** Atme tief ein, strecke deine Wirbelsäule und setze dich aufrecht hin.
- **Position der Hände:** Legen Sie Ihre rechte Hand zur Unterstützung auf die Außenseite Ihres linken Oberschenkels und Ihre linke Hand auf die Stuhllehne.

3. Drehbewegung

- **Ausatmen, um sich zu drehen:** Atmen Sie aus, während Sie Ihren Oberkörper sanft nach links drehen, beginnend an der Basis Ihrer Wirbelsäule. Halten Sie Ihre Hüften gerade und Ihre Füße auf dem Boden.
- **Kopfbewegung:** Drehen Sie Ihren Kopf, um über Ihre linke Schulter zu schauen und dabei eine bequeme Nackenposition beizubehalten.

4. Halten Sie den Twist gedrückt

- **Atme tief durch:** Atmen Sie langsam und tief ein und halten Sie die Drehung mehrere Atemzüge lang gedrückt.
- **Vertiefen Sie den Twist:** Versuchen Sie bei jedem Ausatmen, die Drehung leicht zu vertiefen, ohne sie zu erzwingen.

5. Lassen Sie den Twist los

- **Einatmen, um zurückzukehren:** Atme ein, während du deinen Oberkörper langsam entspannst und in die Ausgangsposition zurückkehrst.
- **Auf der anderen Seite wiederholen:** Wiederholen Sie die Drehung auf der rechten Seite, indem Sie Ihre linke Hand auf die

Außenseite Ihres rechten Oberschenkels und Ihre rechte Hand auf die Stuhllehne legen.

Vorteile

- **Wirbelsäulenflexibilität:** Verbessert die Flexibilität und Beweglichkeit der Wirbelsäule.
- **Verdauungshilfe:** Regt die Verdauung an und kann helfen, Blähungen zu lindern.
- **Spannungsentlastung:** Lindert Verspannungen im Rücken und in den Schultern.
- **Verbesserte Haltung:** Fördert eine bessere Ausrichtung und Haltung der Wirbelsäule.

Der Seated Twist ist eine wohltuende Yoga -Pose zur Verbesserung der Wirbelsäulenflexibilität, zur Förderung der Verdauung und zur Linderung von Rückenverspannungen. Setzen Sie sich aufrecht hin, legen Sie Ihre Hände zur Unterstützung auf und atmen Sie aus, während Sie Ihren Oberkörper sanft drehen. Halten Sie mehrere Atemzüge lang an, atmen Sie dann ein, um zurückzukehren, und wiederholen Sie den Vorgang auf der anderen Seite. Üben Sie diese Pose regelmäßig, um eine flexible und gesunde Wirbelsäule zu erhalten.

Seitliche Dehnung im Sitzen

Der Side Stretch im Sitzen ist eine einfache, aber effektive Pose, die die Flexibilität der Seiten des Rumpfes erhöht, die Körperhaltung verbessert und dabei hilft, Verspannungen im Rücken und in den Schultern zu lösen. So führen Sie es aus:

1. Ausgangsposition

- **Aufrecht sitzen:** Setzen Sie sich auf einen stabilen Stuhl, die Füße stehen flach auf dem Boden und sind hüftbreit auseinander.
- **Hände auf den Oberschenkeln:** Legen Sie beide Hände auf Ihre Oberschenkel.

2. Bereiten Sie sich auf die Dehnung vor

- **Tief einatmen:** Atme ein, strecke deine Wirbelsäule und setze dich aufrecht hin.
- **Position der Hände:** Legen Sie Ihre linke Hand zur Unterstützung auf die Seite des Stuhls oder auf Ihren linken Oberschenkel.

3. Dehnungsbewegung

- **Rechten Arm anheben:** Atmen Sie ein und heben Sie Ihren rechten Arm über den Kopf, bis er zur Decke reicht.

- **Ausatmen und Lehnen:** Atmen Sie aus, während Sie sich sanft nach links neigen und die rechte Seite Ihres Körpers strecken. Halten Sie Ihren Arm gerade und Ihren Bizeps nah an Ihrem Ohr.

4. Behalten Sie die Dehnung bei

- **Entspannen Sie die Schultern:** Halten Sie Ihre Schultern entspannt und von Ihren Ohren fern.
- **Atmung:** Atmen Sie langsam und tief ein und spüren Sie die Dehnung entlang der rechten Seite Ihres Oberkörpers.

5. Halten und vertiefen Sie die Dehnung

- **Halten Sie die Pose:** Halten Sie die Dehnung mehrere Atemzüge lang an und vertiefen Sie die Dehnung mit jedem Ausatmen, wenn Ihnen das angenehm ist.
- **Kopfposition:** Sie können nach oben in Richtung Ihres angehobenen Arms schauen oder Ihren Kopf in einer neutralen Position halten, je nachdem, was bequemer ist.

6. Lassen Sie die Dehnung los

- **Einatmen, um aufzustehen:** Atmen Sie ein, während Sie langsam in die Ausgangsposition zurückkehren und Ihren rechten Arm senken.

- **Auf der anderen Seite wiederholen:**
  Wiederholen Sie die Dehnung auf der anderen
  Seite, indem Sie Ihren linken Arm anheben und
  nach rechts neigen.

Vorteile

- **Verbessert die Flexibilität:** Verbessert die
  Flexibilität der Seiten des Rumpfes und der
  Wirbelsäule.
- **Lindert Verspannungen:** Lindert
  Verspannungen im Rücken, in den Schultern und
  im Nacken.
- **Fördert eine bessere Körperhaltung:** Fördert
  die richtige Ausrichtung und Haltung der
  Wirbelsäule.
- **Stimuliert die Organe:** Massiert sanft die
  inneren Organe und unterstützt die Verdauung.

Die sitzende seitliche Dehnung ist eine effektive Yoga
-Pose zur Verbesserung der Flexibilität, zum Lösen von
Verspannungen und zur Förderung einer besseren
Körperhaltung. Setzen Sie sich aufrecht hin, heben Sie
einen Arm über den Kopf, lehnen Sie sich zur
gegenüberliegenden Seite und atmen Sie dabei tief ein.
Halten Sie mehrere Atemzüge lang an und wechseln Sie
dann die Seite. Integrieren Sie diese Dehnübung in Ihre
Routine, um Ihre allgemeine Flexibilität und Ihr
Wohlbefinden zu verbessern.

Sitzende Taubenhaltung

Die sitzende Taubenhaltung ist eine wertvolle Dehnübung, die auf die Hüften und Gesäßmuskeln abzielt und dabei hilft, Verspannungen zu lösen und die Flexibilität zu verbessern. So führen Sie es durch:

1. Ausgangsposition

- **Aufrecht sitzen:** Setzen Sie sich auf einen stabilen Stuhl, die Füße stehen flach auf dem Boden und sind hüftbreit auseinander.
- **Hände auf den Oberschenkeln:** Legen Sie beide Hände auf Ihre Oberschenkel.

2. Positionierung

- **Knöchel über Knie kreuzen:** Heben Sie Ihr rechtes Bein an und legen Sie Ihren rechten Knöchel auf Ihr linkes Knie, sodass mit Ihren Beinen eine Viererform entsteht. Stellen Sie sicher, dass Ihr rechter Fuß gebeugt ist, um Ihr Knie zu schützen.
- **Hüften anpassen:** Setzen Sie sich gleichmäßig auf beide Sitzknochen und achten Sie auf eine gerade Wirbelsäule.

3. Dehnungsbewegung

- **Tief einatmen:** Atme ein, strecke deine Wirbelsäule und setze dich aufrecht hin.
- **Nach vorne lehnen:** Atmen Sie aus, während Sie Ihre Hüften sanft nach vorne beugen und Ihre Brust zu Ihren Beinen bringen. Halten Sie Ihren Rücken gerade und vermeiden Sie eine Rundung der Wirbelsäule.

4. Behalten Sie die Dehnung bei

- **Hände zur Unterstützung:** Legen Sie Ihre Hände zur Unterstützung auf Ihre Beine oder den Stuhl.
- **Entspannen und durchatmen:** Atmen Sie langsam und tief ein und spüren Sie die Dehnung in Ihrer rechten Hüfte und Ihrem Gesäß.

5. Halten Sie die Pose

- **Dauer:** Halten Sie die Dehnung mehrere Atemzüge lang an und vertiefen Sie die Dehnung mit jedem Ausatmen, wenn Ihnen das angenehm ist.

6. Lassen Sie die Dehnung los

- **Einatmen, um aufzustehen:** Atmen Sie ein, während Sie Ihren Oberkörper langsam zurück in die Ausgangsposition heben.

- **Seiten wechseln:** Wiederholen Sie die Dehnung auf der linken Seite, indem Sie Ihren linken Knöchel auf Ihr rechtes Knie legen.

Vorteile

- **Verbessert die Hüftflexibilität:** Dehnt die Hüftmuskulatur und verbessert die Flexibilität.
- **Lindert Verspannungen:** Lindert Verspannungen und Verspannungen in den Hüften und Gesäßmuskeln.
- **Verbessert die Mobilität:** Fördert eine bessere Beweglichkeit des Hüftgelenks.
- **Hilft bei der Haltung:** Fördert die richtige Ausrichtung und Haltung.

Die sitzende Taubenhaltung ist eine wirksame Dehnübung zur Verbesserung der Hüftflexibilität und zur Linderung von Verspannungen in den Hüften und Gesäßmuskeln. Setzen Sie sich aufrecht hin, kreuzen Sie einen Knöchel über dem gegenüberliegenden Knie und beugen Sie sich von der Hüfte nach vorne, während Sie eine gerade Wirbelsäule beibehalten. Halten Sie die Pose mehrere Atemzüge lang, bevor Sie die Seite wechseln. Integrieren Sie diese Pose in Ihre Routine, um die Hüftbeweglichkeit und das allgemeine Wohlbefinden zu verbessern.

Kapitel 5: Gleichgewichts- und Stabilitätshaltungen

Unterstützte stehende Berghaltung

Die unterstützte stehende Berghaltung, die oft für Stuhl Yoga adaptiert wird, fördert die Stabilität, verbessert die Körperhaltung und stärkt das allgemeine Körperbewusstsein. So führen Sie es effektiv durch:

1. Ausgangsposition

- **Stehen Sie aufrecht:** Stellen Sie sich zunächst mit hüftbreit auseinander stehenden Füßen hinter einen stabilen Stuhl.
- **Fußplatzierung:** Stellen Sie sicher, dass Ihre Füße parallel und fest auf dem Boden stehen.

2. Nutzung des Supports

- **Halten Sie den Vorsitz:** Legen Sie beide Hände leicht auf die Rückenlehne des Stuhls, um Halt und Stabilität zu gewährleisten.

- **Streugewicht:** Verteilen Sie Ihr Gewicht gleichmäßig auf beide Füße und achten Sie darauf, dass Sie fest auf dem Boden stehen.

3. Ausrichtung

- **Wirbelsäule und Schultern:** Strecken Sie Ihre Wirbelsäule und heben Sie sie durch den Scheitel Ihres Kopfes. Rollen Sie Ihre Schultern nach hinten und unten, weg von Ihren Ohren.
- **Kern engagieren:** Spannen Sie Ihre Bauchmuskeln leicht an, um Ihren unteren Rücken zu stützen.

4. Atmung

- **Tiefe Atemzüge:** Atme tief durch die Nase ein und dehne dabei Brust und Bauch aus. Atmen Sie langsam und vollständig durch den Mund aus und lösen Sie dabei jegliche Anspannung.

5. Achtsamkeit

- **Fokus:** Behalten Sie einen sanften Blick bei oder schließen Sie sanft Ihre Augen. Bringen Sie die Aufmerksamkeit auf Ihren Körper und Ihren Atem und bleiben Sie im Moment präsent.
- **Entspannung:** Erlauben Sie Ihrem Körper, sich in der Stütze des Stuhls und der Stabilität der Haltung zu entspannen.

6. Halten Sie die Pose

- **Dauer:** Bleiben Sie mehrere Atemzüge lang oder
  so lange wie angenehm in der unterstützten
  stehenden Berghaltung. Konzentrieren Sie sich
  auf eine gute Ausrichtung und Entspannung.

7. Aus der Pose herauskommen

- **Würdevoll freigeben:** Um die Pose zu verlassen,
  lösen Sie Ihre Hände vorsichtig vom Stuhl.
  Stehen Sie einen Moment lang aufrecht und
  spüren Sie die Auswirkungen der Pose auf Ihren
  Körper.

Vorteile

- **Haltungsverbesserung:** Fördert die richtige
  Ausrichtung der Wirbelsäule und der Schultern.
- **Stabilität und Gleichgewicht:** Verbessert
  Stabilität und Gleichgewicht durch die
  Unterstützung des Stuhls.
- **Körperbewusstsein:** Erhöht das Bewusstsein für
  Körperhaltung und Atmung.
- **Achtsamkeitspraxis:** Bietet Gelegenheit für
  achtsame Präsenz und Entspannung.

Die unterstützte stehende Berghaltung beim Stuhl Yoga
bietet Stabilität, verbessert die Körperhaltung und stärkt

das Körperbewusstsein. Nutzen Sie den Stuhl als Stütze, während Sie aufrecht stehen, und konzentrieren Sie sich auf Ausrichtung, tiefes Atmen und achtsame Entspannung. Integrieren Sie diese Pose in Ihre Praxis, um Gleichgewicht, Stabilität und Achtsamkeit bei alltäglichen Bewegungen zu fördern.

Stuhlgestützte Baumhaltung

Die stuhlgestützte Baumhaltung ist eine modifizierte Version der traditionellen Baumhaltung, die Halt bietet und das Gleichgewicht, die Kraft und die Konzentration fördert. So führen Sie es effektiv auf einem Stuhl durch:

1. Ausgangsposition

- **Stehen Sie aufrecht:** Stellen Sie sich zunächst mit hüftbreit auseinander stehenden Füßen hinter einen stabilen Stuhl.
- **Fußplatzierung:** Stellen Sie sicher, dass Ihre Füße parallel und fest auf dem Boden stehen.

2. Nutzung des Supports

- **Halten Sie den Vorsitz:** Legen Sie eine Hand leicht auf die Rückenlehne des Stuhls, um Halt und Stabilität zu gewährleisten.
- **Erdung:** Durchwurzeln Sie Ihren Standfuß, um ein stabiles Fundament zu schaffen.

3. Baumhaltungsposition

- **Schaltgewicht:** Verlagern Sie Ihr Gewicht auf Ihren linken Fuß.
- **Fuß platzieren:** Heben Sie Ihren rechten Fuß vom Boden ab und legen Sie die Sohle Ihres rechten Fußes an die Innenseite Ihrer linken Wade oder Ihres linken Oberschenkels. Vermeiden Sie es, es direkt auf dem Knie zu platzieren, um eine Überlastung zu vermeiden.

4. Position der Hände

- **Position der Hände:** Bringen Sie Ihre Handflächen in der Herzmitte zusammen (Namaste-Position) oder strecken Sie Ihre Arme über den Kopf, um das Gleichgewicht zu halten, und halten Sie zur Unterstützung den Kontakt zum Stuhl aufrecht.

5. Ausrichtung und Fokus

- **Wirbelsäule und Schultern:** Strecken Sie Ihre Wirbelsäule und heben Sie sie durch den Scheitel Ihres Kopfes. Rollen Sie Ihre Schultern nach hinten und unten, weg von Ihren Ohren.
- **Blick:** Finden Sie einen Brennpunkt vor sich, um das Gleichgewicht und die Konzentration aufrechtzuerhalten.

6. Atmung

- **Tiefe Atemzüge:** Atme tief durch die Nase ein und
  dehne dabei Brust und Bauch aus. Atmen Sie
  langsam und vollständig durch den Mund aus
  und atmen Sie während der gesamten Pose
  gleichmäßig.

7. Halten Sie die Pose

- **Dauer:** Halten Sie die stuhlgestützte
  Baumhaltung mehrere Atemzüge lang oder so
  lange, wie es für Sie angenehm ist. Konzentrieren
  Sie sich auf die Aufrechterhaltung einer guten
  Ausrichtung, Stabilität und Entspannung.

8. Seitenwechsel

- **Würdevoll freigeben:** Um die Seite zu wechseln,
  senken Sie Ihren angehobenen Fuß vorsichtig
  wieder auf den Boden. Nehmen Sie sich einen
  Moment Zeit, um sich zu stabilisieren, bevor Sie
  die Pose auf der gegenüberliegenden Seite
  wiederholen.

Vorteile

- **Balance-Verbesserung:** Verbessert das
  Gleichgewicht und die Stabilität durch die
  Unterstützung des Stuhls.

- **Kraftaufbau:** Stärkt die Muskulatur des Standbeins und des Rumpfes.
- **Konzentration:** Erhöht den Fokus und die Konzentration, während Sie die Pose halten.
- **Achtsamkeitspraxis:** Bietet Gelegenheit für achtsame Präsenz und Entspannung.

Die stuhlgestützte Baumhaltung ist eine wohltuende Yoga -Stellung zur Verbesserung von Gleichgewicht, Kraft und Konzentration. Verwenden Sie den Stuhl als Stütze, während Sie aufrecht stehen, und konzentrieren Sie sich auf die Ausrichtung, tiefe Atmung und die Aufrechterhaltung der Stabilität. Integrieren Sie diese Pose in Ihre Praxis, um Kraft aufzubauen, das Gleichgewicht zu verbessern und die Achtsamkeit bei alltäglichen Bewegungen zu fördern.

Sitzende Kriegerposen

Sitzende Kriegerposen sind Adaptionen traditioneller stehender Kriegerposen, die sich auf den Aufbau von Kraft, Stabilität und Flexibilität beim Sitzen auf einem Stuhl konzentrieren. Hier ein Überblick über zwei Varianten:

1. Sitzender Krieger, den ich posiere

Ausgangsstellung:

- Setzen Sie sich aufrecht auf einen stabilen Stuhl,
  die Füße hüftbreit auseinander auf dem Boden.
- Die Hände ruhen zur Unterstützung leicht auf
  den Oberschenkeln oder Knien.

Posenausführung:

- **Krieger I-Setup:** Atmen Sie tief ein und dann
  aus, während Sie Ihr rechtes Bein gerade nach
  vorne ausstrecken.
- **Fußplatzierung:** Stellen Sie Ihren rechten Fuß
  fest auf den Boden, die Zehen zeigen nach vorne.
- **Beinpositionierung:** Beugen Sie Ihr linkes Knie
  und schieben Sie Ihren Fuß leicht nach hinten,
  wobei Sie einen angenehmen Abstand zwischen
  Ihren Füßen einhalten müssen.
- **Rumpfausrichtung:** Drehen Sie Ihren
  Oberkörper leicht nach rechts und richten Sie
  Ihre Brust über Ihrem rechten Oberschenkel aus.
- **Armbewegung:** Heben Sie beide Arme über den
  Kopf, die Handflächen zeigen einander oder die
  Hände befinden sich in Gebetsposition
  (Namaste).

- **Halten:** Behalten Sie die Haltung mehrere Atemzüge lang bei und konzentrieren Sie sich dabei auf Stabilität und tiefes Atmen.

2. Sitzende Krieger-II-Pose

Ausgangsstellung:

- Gleicher anfänglicher Aufbau wie „Sitzender Krieger I Pose".

Posenausführung:

- **Warrior II-Setup:** Atmen Sie tief ein und dann aus, während Sie Ihr rechtes Bein gerade nach vorne ausstrecken.
- **Fußplatzierung:** Stellen Sie Ihren rechten Fuß fest auf den Boden, die Zehen zeigen nach vorne.
- **Beinpositionierung:** Strecken Sie Ihr linkes Bein gerade nach hinten aus und halten Sie es parallel zur Stuhllehne.
- **Rumpfausrichtung:** Drehen Sie Ihren Oberkörper nach rechts, wobei Ihre Hüften nach vorne zeigen.
- **Armposition:** Strecken Sie Ihre Arme auf Schulterhöhe seitlich aus, die Handflächen zeigen nach unten.
- **Blick:** Schauen Sie über Ihre rechten Fingerspitzen.

- **Halten:** Behalten Sie die Haltung mehrere Atemzüge lang bei und konzentrieren Sie sich dabei auf Stabilität und tiefes Atmen.

Vorteile

- **Kraftaufbau:** Stärkt die Beine, den Rumpf und die Arme.
- **Flexibilität:** Verbessert die Flexibilität in Hüfte und Schultern.
- **Verbesserung der Körperhaltung:** Verbessert Haltung und Ausrichtung.
- **Achtsamkeit:** Fördert Achtsamkeit durch gezielte Atmung und Konzentration.

Sitzende Kriegerposen adaptieren traditionelle Stehposen für Stuhl Yoga und bieten Vorteile in Bezug auf Kraft, Stabilität, Flexibilität und Achtsamkeit. Üben Sie diese Posen regelmäßig, um die Beine und den Rumpf zu stärken, die Flexibilität zu verbessern, die Körperhaltung zu verbessern und die Achtsamkeit in Ihrer Yoga -Praxis zu fördern.

Beinheben und -strecken im Sitzen

Beinheben und -strecken im Sitzen sind effektive Stuhl-Yoga -Übungen, die die Beine stärken, die

Flexibilität verbessern und die Durchblutung fördern. So führen Sie sie richtig aus:

1. Beinheben im Sitzen

Ausgangsstellung:

- Setzen Sie sich aufrecht auf einen stabilen Stuhl, die Füße hüftbreit auseinander auf dem Boden.
- Legen Sie Ihre Hände zur Unterstützung auf die Seiten des Stuhlsitzes.

Übungsausführung:

- **Ein Bein anheben:** Atme tief ein und dann aus, während du ein Bein gerade nach vorne hebst.
- **Bein gerade halten:** Strecken Sie Ihr Knie und richten Sie Ihre Zehen zur Decke.
- **Halten:** Halten Sie das angehobene Bein einige Sekunden lang und beanspruchen Sie dabei Ihre Oberschenkelmuskulatur.
- **Unterschenkel:** Senken Sie Ihr Bein langsam wieder auf den Boden.
- **Wiederholen:** Führen Sie 8–10 Wiederholungen an jedem Bein durch.

Vorteile: Stärkt den Quadrizeps, verbessert die Beinflexibilität und verbessert die Rumpfstabilität.

2. Beinstrecken im Sitzen

Ausgangsstellung:

- Gleiche Ersteinrichtung wie beim Beinheben im Sitzen.

Übungsausführung:

- **Ein Bein ausstrecken**: Atmen Sie tief ein und dann aus, während Sie ein Bein gerade nach vorne ausstrecken.
- **Spitze Zehen:** Zeigen Sie mit den Zehen und halten Sie die gestreckte Position einige Sekunden lang.
- **Flexfuß:** Beugen Sie Ihren Fuß und halten Sie ihn einige Sekunden lang gedrückt, um die Wadenmuskulatur zu dehnen.
- **Bein zurückbringen:** Senken Sie Ihr Bein langsam wieder auf den Boden.
- **Alternative Beine:** Wiederholen Sie die Bewegung mit dem anderen Bein.

Vorteile: Verbessert die Flexibilität der Beine, dehnt die Wadenmuskulatur und fördert die Durchblutung.

Tipps für beide Übungen:

- **Atmung:** Koordinieren Sie Ihre Bewegungen mit Ihrem Atem, atmen Sie ein, bevor Sie mit der

Bewegung beginnen, und atmen Sie während des
Hebens oder Streckens aus.

- **Haltung:** Behalten Sie während der gesamten
  Übung eine aufrechte Haltung bei, um die
  Rumpfmuskulatur zu beanspruchen und Ihren
  Rücken zu stützen.
- **Sicherheit:** Führen Sie die Übungen langsam
  und kontrolliert durch, um Überlastungen oder
  Verletzungen vorzubeugen.

Beinheben und -strecken im Sitzen sind wohltuende
Stuhl-Yoga -Übungen, die die Beine stärken, die
Flexibilität verbessern und die Durchblutung fördern.
Integrieren Sie diese Übungen in Ihre Routine, um die
Beinkraft zu stärken, die Flexibilität zu erhöhen und das
allgemeine Wohlbefinden zu fördern. Beginnen Sie mit
einer angenehmen Anzahl an Wiederholungen und
steigern Sie diese schrittweise, während Sie Kraft und
Ausdauer aufbauen.

Kapitel 6: Kraft- und Flexibilität Posen

Sitzende Stuhlhaltung

Die sitzende Stuhlhaltung, eine Adaption der traditionellen Stuhlhaltung, ist eine wirksame Übung zur Stärkung der Beine und des Rumpfes sowie zur Verbesserung der Körperhaltung beim Sitzen. So führen Sie es richtig aus:

1. Ausgangsposition
- **Sitzen Sie hoch:** Setzen Sie sich auf einen stabilen Stuhl, die Füße stehen flach auf dem Boden und sind hüftbreit auseinander.
- **Hände auf den Oberschenkeln**: Legen Sie Ihre Hände zur ersten Unterstützung leicht auf Ihre Oberschenkel.

2. Beteiligen Sie sich am Kern
- **Aktivieren Sie die Rumpfmuskulatur**: Spannen Sie Ihre Bauchmuskeln an, um Ihren unteren Rücken zu stützen.

- **Ausrichtung der Wirbelsäule:** Strecken Sie Ihre Wirbelsäule und heben Sie sie durch den Scheitel Ihres Kopfes. Halten Sie Ihre Schultern entspannt und unten.

3. Posenausführung

- **Arme anheben und ausstrecken:** Atmen Sie tief ein und dann aus, während Sie Ihre Arme auf Schulterhöhe parallel zum Boden nach vorne strecken. Alternativ können Sie für eine tiefere Herausforderung auch Ihre Arme über den Kopf heben, wobei die Handflächen einander zugewandt sind.
- **Sich zurücklehnen:** Stellen Sie sich vor, Sie sitzen auf einem unsichtbaren Stuhl. Verlagern Sie Ihr Gewicht leicht nach vorne, um Ihre Oberschenkel und Gesäßmuskeln zu beanspruchen, ohne vom Stuhl abzuheben.
- **Fußposition:** Halten Sie Ihre Füße auf dem Boden und stellen Sie sicher, dass sich Ihre Knie direkt über Ihren Knöcheln befinden.

4. Halten Sie die Pose

- **Tiefe Atemzüge:** Atmen Sie langsam und tief ein und halten Sie die Pose für 5–10 Atemzüge oder so lange wie angenehm.

- **Fokus**: Richten Sie Ihren Blick nach vorne und halten Sie die Spannung in Ihrem Rumpf, Ihren Beinen und Armen aufrecht.

5. Lassen Sie die Pose los

- **Unterarme**: Atme ein, während du deine Arme langsam zurück zu deinen Oberschenkeln senkst.
- **Entspannen**: Ausatmen und entspannen, zurück in die Ausgangsposition.

Vorteile

- **Stärkt die Beine**: Stärkt die Kraft im Quadrizeps, der hinteren Oberschenkelmuskulatur und den Gesäßmuskeln.
- **Kernengagement**: Verbessert die Stabilität und Kraft des Rumpfes.
- **Verbessert die Körperhaltung**: Fördert eine bessere Körperhaltung und Ausrichtung.
- **Gleichgewicht und Stabilität**: Verbessert das Gleichgewicht und die Stabilität beim Sitzen.

Tipps

- **Atmung**: Koordinieren Sie Ihre Bewegungen mit Ihrem Atem, atmen Sie zur Vorbereitung ein und aus, während Sie sich in die Pose bewegen.
- **Sicherheit**: Führen Sie die Bewegungen langsam und kontrolliert aus und vermeiden Sie dabei jegliche Belastung oder Unbehagen.

- **Anpassung**: Wenn es schwierig ist, die Arme über den Kopf zu heben, halten Sie sie auf Schulterhöhe nach vorne gestreckt.

Die sitzende Stuhlhaltung ist eine nützliche Stuhl-Yoga-Übung zur Stärkung der Beine, des Rumpfes und zur Verbesserung der Körperhaltung. Setzen Sie sich aufrecht hin, strecken Sie die Arme aus, spannen Sie Ihren Rumpf an und stellen Sie sich vor, Sie lehnen sich in einem unsichtbaren Stuhl zurück. Halten Sie die Pose mit tiefen Atemzügen und lassen Sie sie dann langsam los. Integrieren Sie diese Pose in Ihre Routine, um Kraft aufzubauen, die Stabilität zu verbessern und das allgemeine Wohlbefinden zu fördern.

Vorwärtsbeugen im Sitzen mit Armstreckung

Die sitzende Vorwärtsbeuge mit Armstreckung ist eine beruhigende und effektive Haltung, die den Rücken, die Schultern und die Oberschenkelmuskulatur dehnt und gleichzeitig die Entspannung fördert. So führen Sie es richtig aus:

1. Ausgangsposition

- **Hoch sitzen:** Setzen Sie sich auf einen stabilen Stuhl, die Füße stehen flach auf dem Boden und sind hüftbreit auseinander.
- **Hände auf den Oberschenkeln:** Legen Sie Ihre Hände zur Unterstützung leicht auf Ihre Oberschenkel.

2. Beteiligen Sie sich am Kern

- **Aktivieren Sie die Rumpfmuskulatur:** Spannen Sie Ihre Bauchmuskeln an, um Ihren unteren Rücken zu stützen.
- **Ausrichtung der Wirbelsäule:** Strecken Sie Ihre Wirbelsäule und heben Sie sie durch den Scheitel Ihres Kopfes. Halten Sie Ihre Schultern entspannt und unten.

3. Vorwärtsfaltbewegung

- **Tief einatmen:** Atmen Sie tief ein und strecken Sie dabei Ihre Wirbelsäule.
- **Ausatmen, um zu falten:** Atmen Sie aus, während Sie sich von Ihren Hüften nach vorne bewegen und Ihre Brust in Richtung Ihrer Oberschenkel erreichen. Halten Sie Ihren Rücken gerade, um eine Rundung der Wirbelsäule zu vermeiden.

4. Armdehnung

- **Arme ausstrecken:** Lassen Sie Ihre Arme zum Boden hängen oder strecken Sie sie nach vorne und strecken Sie sie zu Ihren Füßen.
- **Entspannen Sie die Schultern:** Stellen Sie sicher, dass Ihre Schultern entspannt und von Ihren Ohren entfernt sind.

5. Halten Sie die Pose

- **Tiefe Atemzüge:** Atmen Sie langsam und tief ein und halten Sie die Pose mehrere Atemzüge lang. Lassen Sie Ihren Körper mit jedem Ausatmen tiefer in die Dehnung hinein entspannen.
- **Komfortniveau:** Gehen Sie nur so weit wie möglich, ohne sich anzustrengen. Sie sollten eine sanfte Dehnung spüren, keinen Schmerz.

6. Lassen Sie die Pose los

- **Einatmen, um aufzustehen:** Atmen Sie ein, während Sie Ihren Oberkörper langsam wieder in eine aufrechte Position heben und dabei Ihre Rumpfmuskulatur zur Unterstützung nutzen.
- **Hände zurück:** Legen Sie Ihre Hände wieder auf Ihre Oberschenkel, während Sie in die Ausgangsposition zurückkehren.

Vorteile

- **Streckt sich nach hinten**: Verlängert und dehnt die Rücken- und Wirbelsäulenmuskulatur.
- **Lindert Verspannungen:** Lindert Verspannungen im Schulter- und Nackenbereich.
- **Verbessert die Flexibilität:** Verbessert die Flexibilität der Oberschenkelmuskulatur und des unteren Rückens.
- **Fördert die Entspannung:** Fördert Entspannung und tiefes Atmen und reduziert Stress.

Tipps

- **Atmung:** Koordinieren Sie Ihre Bewegungen mit Ihrem Atem, atmen Sie ein, um sich zu verlängern, und aus, um sich nach vorne zu neigen.
- **Unterstützung:** Bei Bedarf können Sie zur zusätzlichen Unterstützung ein Kissen oder eine gefaltete Decke auf Ihre Oberschenkel legen.
- **Falttiefe:** Konzentrieren Sie sich auf das Scharnier an Ihren Hüften, anstatt Ihren Rücken abzurunden, um weiter zu greifen.

Die sitzende Vorwärtsbeuge mit Armdehnung ist eine hervorragende Stuhl-Yoga -Pose zum Dehnen des Rückens, der Schultern und der hinteren Oberschenkelmuskulatur und fördert gleichzeitig die Entspannung. Sitzen Sie aufrecht, beugen Sie Ihre Hüften nach vorne und strecken Sie Ihre Arme zum

Boden oder nach vorne. Halten Sie die Pose mit tiefen Atemzügen und steigen Sie dann langsam in die Ausgangsposition zurück. Integrieren Sie diese Dehnübung in Ihre Routine, um die Flexibilität zu verbessern, Verspannungen zu lösen und das allgemeine Wohlbefinden zu steigern.

Dehnung der hinteren Oberschenkelmuskulatur im Sitzen

Die sitzende Oberschenkeldehnung ist eine einfache und effektive Übung, die auf die Oberschenkelmuskulatur und den unteren Rücken zielt, die Flexibilität verbessert und Verspannungen löst. So führen Sie es richtig aus:

1. Ausgangsposition

- **Sitzen Sie hoch:** Setzen Sie sich auf einen stabilen Stuhl, die Füße stehen flach auf dem Boden und sind hüftbreit auseinander.
- **Hände auf den Oberschenkeln:** Legen Sie Ihre Hände zur Unterstützung leicht auf Ihre Oberschenkel.

2. Bereiten Sie sich auf die Dehnung vor
- **Kern engagieren**: Spannen Sie Ihre Bauchmuskeln an, um Ihren unteren Rücken zu stützen.

- **Ein Bein ausstrecken:** Strecken Sie Ihr rechtes Bein gerade nach vorne aus und stellen Sie Ihre Ferse mit den Zehen nach oben auf den Boden.

3. Dehnungsbewegung

- **Tief einatmen:** Atme tief ein, strecke deine Wirbelsäule und setze dich aufrecht hin.
- **Scharnier an der Hüfte:** Atme aus, während du dich von deinen Hüften nach vorne bewegst und deine Brust in Richtung deines ausgestreckten Beins erreichst. Halten Sie Ihren Rücken gerade und vermeiden Sie eine Rundung der Wirbelsäule.

4. Greifen Sie nach Ihren Zehen

- **Handplatzierung:** Legen Sie Ihre Hände je nach Flexibilität auf Ihr ausgestrecktes Bein, entweder auf Ihren Oberschenkel, Ihr Schienbein oder Ihren Knöchel. Greifen Sie nach Möglichkeit nach Ihren Zehen, vermeiden Sie jedoch eine Überanstrengung.
- **Entspannen Sie die Schultern:** Halten Sie Ihre Schultern entspannt und von Ihren Ohren fern.

5. Halten Sie die Dehnung

- **Tiefe Atemzüge:** Atmen Sie langsam und tief ein und halten Sie die Dehnung mehrere Atemzüge

lang. Lassen Sie Ihren Körper mit jedem
Ausatmen tiefer in die Dehnung hinein
entspannen.

- **Spüren Sie die Dehnung:** Sie sollten eine sanfte
Dehnung an der Rückseite Ihres ausgestreckten
Beins spüren, insbesondere in den hinteren
Oberschenkelmuskeln.

6. Lassen Sie die Dehnung los

- **Einatmen, um aufzustehen:** Atmen Sie ein,
während Sie Ihren Oberkörper langsam wieder in
eine aufrechte Position heben und dabei Ihre
Rumpfmuskulatur zur Unterstützung nutzen.
- **Beine wechseln:** Bringen Sie Ihr rechtes Bein
wieder in die Ausgangsposition und wiederholen
Sie die Dehnung mit Ihrem linken Bein.

Vorteile

- **Verbessert die Flexibilität:** Erhöht die
Flexibilität der Oberschenkelmuskulatur und des
unteren Rückens.
- **Lindert Verspannungen:** Hilft Verspannungen
und Verspannungen in den Beinen und im
unteren Rückenbereich zu lindern.
- **Verbessert die Durchblutung:** Fördert eine
bessere Durchblutung der Beine.

- **Unterstützt die Körperhaltung:** Fördert die richtige Ausrichtung und Haltung.

Tipps
- **Atmung:** Koordinieren Sie Ihre Bewegungen mit Ihrem Atem, atmen Sie ein, um sich zu verlängern, und aus, um sich nach vorne zu neigen.
- **Unterstützung:** Wenn Sie Ihre Zehen nicht bequem erreichen können, legen Sie einen Yoga gurt oder ein Handtuch um Ihren Fuß.
- **Dehnungstiefe:** Gehen Sie nur so weit wie möglich, ohne sich anzustrengen. Konzentrieren Sie sich auf das Gefühl der Dehnung und nicht auf den Bewegungsumfang.

Die sitzende Hamstring-Stretchübung ist eine effektive Stuhl-Yoga -Pose zur Verbesserung der Flexibilität und zur Linderung von Verspannungen in der Oberschenkelmuskulatur und im unteren Rückenbereich. Setzen Sie sich aufrecht hin, strecken Sie ein Bein aus und beugen Sie sich von der Hüfte nach vorne, während Sie Ihren Rücken gerade halten. Halten Sie die Dehnung mit tiefen Atemzügen an und wechseln Sie dann das Bein. Integrieren Sie diese Dehnübung in Ihre Routine, um die Flexibilität zu verbessern, Verspannungen abzubauen und das allgemeine Wohlbefinden zu unterstützen.

Sitzende Schulter- und Nackenstrecken

Schulter- und Nackendehnungen im Sitzen eignen sich hervorragend zum Lösen von Verspannungen, zur Verbesserung der Flexibilität und zur Entspannung des Oberkörpers. So führen Sie sie richtig aus:

1. Ausgangsposition

- **Sitzen Sie hoch:** Setzen Sie sich auf einen stabilen Stuhl, die Füße stehen flach auf dem Boden und sind hüftbreit auseinander.
- **Hände auf den Oberschenkeln:** Legen Sie Ihre Hände zur ersten Unterstützung leicht auf Ihre Oberschenkel.
- **Entspannen Sie die Schultern:** Lassen Sie Ihre Schultern entspannen und von Ihren Ohren wegfallen.

2. Schulterrollen

- **Einatmen:** Atme tief ein, während du deine Schultern in Richtung deiner Ohren hebst.
- **Ausatmen:** Atme aus, während du deine Schultern nach hinten und unten rollst. Wiederholen Sie diese Bewegung 5–10 Mal.
- **Richtung:** Kehren Sie die Richtung um und rollen Sie Ihre Schultern 5-10 Mal nach vorne.

3. Schulterdehnung

- **Rechter Arm quer:** Strecken Sie Ihren rechten Arm auf Schulterhöhe über Ihre Brust.
- **Stützarm:** Drücken Sie Ihren rechten Arm mit der linken Hand sanft näher an Ihre Brust.
- **Halten:** Halten Sie die Dehnung 15 bis 30 Sekunden lang und lassen Sie dabei Ihre Schultern entspannt. Auf der anderen Seite wiederholen.

4. Nackendehnung – seitlich

- **Neigekopf:** Neigen Sie Ihren Kopf langsam nach rechts und bringen Sie Ihr rechtes Ohr in Richtung Ihrer rechten Schulter. Vermeiden Sie es, die Schultern anzuheben.
- **Mit der Hand unterstützen:** Für eine tiefere Dehnung legen Sie Ihre rechte Hand sanft seitlich an Ihren Kopf und üben leichten Druck aus.
- **Halten:** Halten Sie die Position 15 bis 30 Sekunden lang gedrückt und spüren Sie dabei die Dehnung entlang der linken Seite Ihres Nackens. Auf der linken Seite wiederholen.

5. Nackendehnung – nach vorne
- **Kinn bis Brust**: Senken Sie Ihr Kinn langsam in Richtung Brust und spüren Sie die Dehnung im Nacken.

- **Unterstützung mit den Händen:** Für zusätzliche Intensität verschränken Sie Ihre Finger hinter Ihrem Kopf und führen Sie Ihren Kopf sanft nach unten.
- **Halten:** Halten Sie die Position 15 bis 30 Sekunden lang gedrückt und lassen Sie dabei Ihre Schultern entspannt.

6. Nackendehnung – Rotation

- **Kopf drehen:** Drehen Sie Ihren Kopf langsam nach rechts und schauen Sie über Ihre Schulter.
- **Halten:** Halten Sie die Position 15 bis 30 Sekunden lang gedrückt und spüren Sie dabei die Dehnung an der Seite Ihres Halses. Auf der linken Seite wiederholen.

Vorteile

- **Lindert Verspannungen:** Lindert Verspannungen in Schultern und Nacken und reduziert Beschwerden.
- **Verbessert die Flexibilität:** Verbessert die Flexibilität und Bewegungsfreiheit des Oberkörpers.
- **Fördert die Entspannung:** Fördert Entspannung und Stressabbau durch sanftes Dehnen.

- **Verbessert die Körperhaltung:** Unterstützt eine bessere Körperhaltung durch Lockerung verspannter Muskeln.

Tipps

- **Atmung:** Koordinieren Sie Ihre Bewegungen mit Ihrem Atem, atmen Sie zur Vorbereitung ein und aus, während Sie sich in jede Dehnung bewegen.
- **Sanfte Bewegungen:** Führen Sie alle Dehnübungen langsam und sanft aus, um Überlastungen oder Verletzungen zu vermeiden.
- **Konsistenz:** Regelmäßiges Üben kann dazu beitragen, die Flexibilität zu bewahren und chronische Verspannungen zu reduzieren.

Schulter- und Nackendehnungen im Sitzen sind wirksam, um Verspannungen zu lösen, die Flexibilität zu verbessern und die Entspannung des Oberkörpers zu fördern. Beginnen Sie mit Schulterrollen, gehen Sie dann zu Schulter- und Nackendehnungen über und halten Sie jede Position 15–30 Sekunden lang. Integrieren Sie diese Dehnübungen in Ihren Alltag, um die Flexibilität des Oberkörpers zu verbessern, Verspannungen abzubauen und das allgemeine Wohlbefinden zu unterstützen.

Kapitel 7: Abkühlung und Entspannung

Sanfte Cool-Down-Strecken

Sanfte Cool-Down-Dehnübungen helfen, Ihre Herzfrequenz allmählich zu senken, die Flexibilität zu verbessern und Muskelverspannungen nach einem Training oder einer Yoga -Sitzung zu reduzieren. Hier ist eine umfassende Anleitung zur effektiven Durchführung dieser Dehnübungen:

1. Sitzende Vorwärtsfalte

- **Sitzen Sie hoch:** Setzen Sie sich auf einen stabilen Stuhl, die Füße stehen flach auf dem Boden und sind hüftbreit auseinander.
- **Einatmen:** Atmen Sie tief ein, um Ihre Wirbelsäule zu strecken.
- **Ausatmen:** Atmen Sie aus, während Sie sich von Ihren Hüften nach vorne bewegen und Ihre Brust in Richtung Ihrer Oberschenkel erreichen.
- **Entspannen:** Lassen Sie Ihre Arme zum Boden hängen oder ruhen Sie sich auf Ihren Beinen aus. Halten Sie die Position 15 bis 30 Sekunden lang gedrückt und atmen Sie dabei tief durch.

2. Seitliche Dehnung im Sitzen

- **Dehnung der rechten Seite:** Sitzen Sie aufrecht und stellen Sie die Füße flach auf den Boden. Strecken Sie Ihren rechten Arm über den Kopf und neigen Sie sich sanft nach links.
- **Halten:** Halten Sie die Position 15 bis 30 Sekunden lang gedrückt und spüren Sie die Dehnung entlang Ihrer rechten Seite.
- **Seiten wechseln:** Auf der linken Seite wiederholen.

3. Wirbelsäulendrehung im Sitzen

- **Rechtsdrehung:** Sitzen Sie aufrecht und stellen Sie die Füße flach auf den Boden. Legen Sie Ihre linke Hand auf Ihr rechtes Knie und drehen Sie Ihren Oberkörper nach rechts, wobei Sie über Ihre rechte Schulter schauen.
- **Halten:** Halten Sie die Position 15 bis 30 Sekunden lang gedrückt und atmen Sie dabei tief durch.
- **Seiten wechseln:** Auf der linken Seite wiederholen.

4. Dehnung der hinteren Oberschenkelmuskulatur im Sitzen

- **Bein ausstrecken:** Strecken Sie Ihr rechtes Bein gerade nach vorne aus, mit der Ferse auf dem Boden und den Zehen nach oben.
- **Einatmen:** Atmen Sie ein, um Ihre Wirbelsäule zu verlängern.
- **Ausatmen:** Atme aus, während du dich von deinen Hüften nach vorne bewegst und in Richtung deines rechten Fußes greifst. 15–30 Sekunden lang gedrückt halten.
- **Beine wechseln:** Wiederholen Sie dies mit Ihrem linken Bein.

5. Wadendehnung im Sitzen

- **Rechte Wadendehnung:** Strecken Sie Ihr rechtes Bein aus und stellen Sie Ihre Ferse auf den Boden. Schlingen Sie ein Handtuch oder einen Yoga gurt um Ihren rechten Fuß und ziehen Sie Ihre Zehen sanft zu sich heran.
- **Halten:** Halten Sie die Position 15 bis 30 Sekunden lang gedrückt und spüren Sie dabei die Dehnung in Ihrer Wade.
- **Seiten wechseln:** Wiederholen Sie dies mit Ihrem linken Bein.

6. Schulterdehnung im Sitzen

- **Dehnung der rechten Schulter:** Strecken Sie Ihren rechten Arm auf Schulterhöhe über Ihre Brust. Drücken Sie mit der linken Hand Ihren rechten Arm sanft in Richtung Brust.
- **Halten:** 15–30 Sekunden lang gedrückt halten.
- **Seiten wechseln:** Wiederholen Sie dies mit Ihrem linken Arm.

7. Nackendehnung

- **Dehnung der rechten Seite:** Neigen Sie Ihren Kopf nach rechts und bringen Sie Ihr rechtes Ohr in Richtung Ihrer rechten Schulter.
- **Halten:** Halten Sie die Position 15 bis 30 Sekunden lang gedrückt und spüren Sie dabei die Dehnung auf der linken Seite Ihres Nackens.
- **Seiten wechseln:** Auf der linken Seite wiederholen.

Vorteile

- **Allmähliches Abkühlen:** Hilft, die Herzfrequenz nach körperlicher Aktivität allmählich zu senken.
- **Reduziert Muskelverspannungen:** Lindert Muskelverspannungen und fördert die Entspannung.

- **Verbessert die Flexibilität:** Verbessert die allgemeine Flexibilität und Bewegungsfreiheit.
- **Fördert die Entspannung:** Fördert einen Zustand der Entspannung und Achtsamkeit.

Tipps

- **Atmung:** Atmen Sie während jeder Dehnung langsam und tief ein.
- **Sanfte Bewegungen:** Führen Sie alle Dehnübungen vorsichtig durch und vermeiden Sie ruckartige oder ruckartige Bewegungen.
- **Komfort:** Dehnen Sie sich nur bis zu einem Punkt mit leichter Spannung, nicht mit Schmerzen.

Sanfte Cool-Down-Dehnübungen sind unerlässlich, um Ihre Herzfrequenz allmählich zu senken, Muskelverspannungen zu reduzieren und die Flexibilität nach einem Training oder einer Yoga -Sitzung zu verbessern. Führen Sie jede Dehnung mit kontrollierten Bewegungen und tiefen Atemzügen durch und halten Sie jede Position 15–30 Sekunden lang. Integrieren Sie diese Dehnübungen in Ihre Routine, um die Entspannung zu fördern und das allgemeine Wohlbefinden zu steigern.

Geführte Entspannungstechniken

Geführte Entspannungstechniken sind wirksame Hilfsmittel, um Stress abzubauen, die Entspannung zu fördern und das allgemeine Wohlbefinden zu verbessern. Hier sind einige effektive Techniken zum Üben:

1. Tiefes Atmen

- **Finden Sie eine bequeme Position:** Setzen oder legen Sie sich in eine bequeme Position.
- **Tief einatmen:** Atmen Sie langsam durch die Nase ein und lassen Sie dabei zu, dass sich Ihr Bauch hebt, während Sie Ihre Lungen füllen.
- **Langsam ausatmen:** Atmen Sie langsam durch den Mund aus und lassen Sie Ihren Bauch fallen. Wiederholen Sie dies 5–10 Minuten lang und konzentrieren Sie sich dabei auf Ihren Atem.

2. Progressive Muskelentspannung

- **Anspannung und Entspannung:** Beginnen Sie bei den Zehen und arbeiten Sie sich nach oben vor. Spannen Sie jede Muskelgruppe 5 Sekunden lang an, lassen Sie sie dann los und entspannen Sie sich 15 Sekunden lang.
- **Muskelgruppen:** Konzentrieren Sie sich auf Füße, Waden, Oberschenkel, Hüften, Bauch, Brust, Rücken, Arme, Hände, Hals und Gesicht.

- **Atmung:** Koordinieren Sie die tiefe Atmung, indem Sie beim Anspannen einatmen und beim Loslassen ausatmen.

3. Geführte Bilder

- **Erstellen Sie eine friedliche Szene:** Schließen Sie die Augen und stellen Sie sich einen friedlichen Ort vor, etwa einen Strand, einen Wald oder einen Berg.
- **Sinne ansprechen:** Stellen Sie sich die Anblicke, Geräusche, Gerüche und Empfindungen vor, die es mit sich bringt, an diesem Ort zu sein.
- **Konzentriert bleiben:** Verbringen Sie 5–10 Minuten in dieser Szene und konzentrieren Sie sich dabei auf Entspannung und sensorische Details.

4. Körperscan

- **Hinlegen:** Legen Sie sich in einer bequemen Position auf den Rücken.
- **Fokus auf Körperteile:** Richten Sie Ihre Aufmerksamkeit beginnend bei den Zehen auf jeden Teil Ihres Körpers und bewegen Sie sich langsam nach oben zu Ihrem Kopf.
- **Entspannen Sie jeden Teil:** Während Sie sich auf jeden Teil konzentrieren, entspannen Sie sich bewusst und lösen Sie jegliche Spannung.

Verbringen Sie etwa 1-2 Minuten mit jedem
Körperteil.

5. Achtsamkeitsmeditation

- **Bequem sitzen:** Setzen Sie sich mit geradem
  Rücken in eine bequeme Position.
- **Konzentrieren Sie sich auf den Atem:**
  Schließen Sie die Augen und richten Sie Ihre
  Aufmerksamkeit auf Ihren Atem.
- **Beobachten Sie Gedanken:** Erlauben Sie den
  Gedanken, ohne Urteil zu kommen und zu gehen,
  und richten Sie Ihren Fokus jedes Mal sanft
  wieder auf Ihren Atem.
- **Dauer:** Üben Sie 10 bis 20 Minuten lang und
  steigern Sie die Übung schrittweise, wenn Sie
  sich wohler fühlen.

Vorteile

- **Reduziert Stress:** Senkt den Stresspegel und
  fördert ein Gefühl der Ruhe.
- **Verbessert den Fokus:** Fördert Konzentration
  und Achtsamkeit.
- **Fördert die Entspannung:** Fördert die
  körperliche und geistige Entspannung.
- **Verbessert das Wohlbefinden:** Verbessert das
  allgemeine geistige und emotionale
  Wohlbefinden.

Tipps

- **Konsistenz:** Üben Sie regelmäßig, um die besten Ergebnisse zu erzielen.
- **Umfeld:** Wählen Sie eine ruhige, angenehme Umgebung ohne Ablenkungen.
- **Komfort:** Verwenden Sie Kissen, Decken oder andere Requisiten, um es sich bequem zu machen.
- **Geführtes Audio:** Erwägen Sie die Verwendung von geführten Audioaufnahmen oder Apps, um Entspannungstechniken zu unterstützen.

Geführte Entspannungstechniken, darunter tiefes Atmen, progressive Muskelentspannung, geführte Bilder, Körperscans und Achtsamkeitsmeditation, sind wirksame Methoden zum Stressabbau und zur Förderung der Entspannung. Üben Sie diese Techniken regelmäßig in einer angenehmen, ablenkungsfreien Umgebung, um das allgemeine Wohlbefinden zu steigern und einen Zustand der Ruhe und Entspannung zu erreichen.

Tiefes Atmen und Meditation

Tiefes Atmen und Meditation sind wirkungsvolle Praktiken, die dabei helfen, Stress abzubauen, die geistige Klarheit zu verbessern und die Entspannung zu fördern. So führen Sie sie effektiv durch:

1. Tiefes Atmen

Zweck: Tiefes Atmen hilft, das Blut mit Sauerstoff anzureichern, das Nervensystem zu beruhigen und Stress abzubauen.

Schritte:

1. **Finden Sie eine bequeme Position:** Setzen oder liegen Sie in einer bequemen Position mit geradem Rücken und entspannten Schultern.
2. **Tief einatmen:** Atmen Sie langsam und tief durch die Nase ein, sodass sich Ihr Bauch hebt, während Sie Ihre Lungen füllen.
3. **Halten:** Halten Sie den Atem 3-5 Sekunden lang an.
4. **Langsam ausatmen:** Atmen Sie langsam durch den Mund aus und lassen Sie Ihren Bauch fallen. Stellen Sie sicher, dass das Ausatmen länger ist als das Einatmen.
5. **Wiederholen:** Setzen Sie diesen Zyklus 5–10 Minuten lang fort, konzentrieren Sie sich dabei auf Ihren Atem und lassen Sie Ihren Körper bei jedem Ausatmen entspannen.

Tipps:
- **Konzentrieren Sie sich auf den Atem:** Konzentrieren Sie sich auf das Gefühl des Atems, der in Ihren Körper eindringt und ihn verlässt.

- **Bleiben Sie entspannt:** Halten Sie Ihren Körper entspannt und vermeiden Sie Muskelverspannungen.
- **Üben Sie regelmäßig:** Versuchen Sie, jeden Tag ein paar Minuten lang tiefes Atmen zu üben, um eine Gewohnheit zu entwickeln.

2. Meditation

Zweck: Meditation hilft, Aufmerksamkeit und Bewusstsein zu schulen und einen geistig klaren und emotional ruhigen Zustand zu erreichen.

Schritte:

1. **Wählen Sie einen ruhigen Ort:** Suchen Sie sich einen ruhigen und komfortablen Ort, an dem Sie nicht gestört werden.
2. **Bequeme Position:** Setzen oder legen Sie sich in eine bequeme Position. Sie können im Schneidersitz auf dem Boden oder auf einem Stuhl sitzen und die Füße flach auf den Boden stellen.
3. **Schließe deine Augen:** Schließen Sie sanft Ihre Augen, um Ablenkungen zu minimieren.
4. **Konzentrieren Sie sich auf den Atem:** Richten Sie Ihre Aufmerksamkeit auf Ihren Atem und achten Sie auf das Ein- und Ausatmen. Sie

können sich auch auf ein Wort oder eine Phrase konzentrieren, die als Mantra bezeichnet wird.

5. **Gedanken passieren lassen:** Wenn Ihre Gedanken abschweifen, konzentrieren Sie sich sanft und ohne Urteil wieder auf Ihren Atem oder Ihr Mantra.

6. **Dauer:** Beginnen Sie mit 5–10 Minuten und erhöhen Sie die Dauer schrittweise, wenn Sie mit der Übung vertrauter werden.

Tipps:

- **Konsistenz:** Üben Sie die Meditation jeden Tag zur gleichen Zeit, um eine Routine zu entwickeln.
- **Sei geduldig:** Es ist normal, dass die Gedanken abschweifen. Konzentrieren Sie sich einfach jedes Mal wieder auf Ihren Atem oder Ihr Mantra.
- **Nutzen Sie geführte Meditation:** Erwägen Sie die Verwendung von geführten Meditations-Apps oder -Aufzeichnungen, um konzentriert zu bleiben.

Vorteile

- **Reduziert Stress:** Beide Praktiken tragen dazu bei, den Stresspegel zu senken und die Entspannung zu fördern.

- **Verbessert die geistige Klarheit:** Verbessert Fokus, Konzentration und geistige Klarheit.
- **Fördert die emotionale Gesundheit:** Unterstützt das emotionale Wohlbefinden, indem es Ängste reduziert und ein Gefühl der Ruhe fördert.
- **Verbessert den Schlaf:** Kann die Schlafqualität verbessern, indem es die Entspannung vor dem Schlafengehen fördert.

Tiefes Atmen und Meditation sind wirksame Techniken, um Stress abzubauen, die geistige Klarheit zu verbessern und die Entspannung zu fördern. Üben Sie tiefes Atmen, indem Sie sich auf langsame, kontrollierte Atemzüge konzentrieren, und meditieren Sie, indem Sie die Aufmerksamkeit auf Ihren Atem oder ein Mantra richten. Integrieren Sie diese Übungen in Ihren Alltag, um das allgemeine Wohlbefinden zu steigern und einen Zustand der Ruhe und Entspannung zu erreichen.

Kapitel 8: Besondere Überlegungen

Stuhl-Yoga gegen Arthritis

Stuhl Yoga ist eine ausgezeichnete Übungsmöglichkeit für Menschen mit Arthritis. Es bietet eine sanfte Möglichkeit, Flexibilität, Kraft und Beweglichkeit zu verbessern, ohne die Gelenke übermäßig zu belasten.

1. Vorteile von Stuhl-Yoga bei Arthritis

- **Verbessert die Flexibilität:** Trägt dazu bei, die Flexibilität der Gelenke zu erhalten oder zu verbessern, was für die Behandlung von Arthritis von entscheidender Bedeutung ist.
- **Verbessert die Kraft:** Baut die Muskelkraft rund um die Gelenke auf, bietet besseren Halt und lindert Schmerzen.
- **Erhöht die Mobilität:** Fördert die Beweglichkeit der Gelenke, reduziert Steifheit und erleichtert so die täglichen Aktivitäten.

- **Reduziert Schmerzen:** Sanfte Bewegungen und Dehnübungen können helfen, arthritisbedingte Schmerzen zu lindern.
- **Fördert die Entspannung:** Reduziert Stress und fördert das allgemeine Wohlbefinden, was die Schmerzwahrnehmung verbessern kann.

2. Vorsichtsmaßnahmen

- **Fragen Sie Ihren Arzt:** Bevor Sie mit einem neuen Trainingsprogramm beginnen, konsultieren Sie Ihren Arzt, um sicherzustellen, dass es für Ihre Erkrankung sicher ist.
- **Hören Sie auf Ihren Körper:** Achten Sie darauf, wie sich Ihr Körper anfühlt. Vermeiden Sie Bewegungen, die Schmerzen oder Beschwerden verursachen.
- **Nach Bedarf ändern:** Nutzen Sie Modifikationen, die Ihrem Können und Komfort entsprechen. Es ist wichtig, die Körperhaltung anzupassen, um eine Belastung der Gelenke zu vermeiden.

3. Empfohlene Posen

Hier sind einige Stuhl-Yoga -Posen, die besonders für Menschen mit Arthritis von Vorteil sind:

1. Sitzende Berghaltung (Tadasana)

- **Sitzen Sie hoch:** Setzen Sie sich mit hüftbreit auseinander liegenden Füßen flach auf den Boden auf den Stuhl.
- **Ausrichtung:** Strecken Sie Ihre Wirbelsäule, rollen Sie Ihre Schultern nach hinten und entspannen Sie sie.
- **Atmung:** Atmen Sie tief ein und spüren Sie die Ausdehnung in Brust und Bauch.

2. Sitzende Katze-Kuh-Strecke

- **Katzenhaltung:** Atmen Sie aus, runden Sie Ihren Rücken und ziehen Sie Ihr Kinn in Richtung Brust.
- **Kuh-Pose:** Atme ein und krümme deinen Rücken, hebe deine Brust und schaue nach oben.
- **Wiederholungen:** Wiederholen Sie dies 5-10 Atemzüge lang und bewegen Sie sich dabei sanft zwischen den Posen.

3. Sitzende Vorwärtsfalte

- **Scharnier an der Hüfte:** Atmen Sie tief ein und dann aus, während Sie sich von Ihren Hüften nach vorne bewegen und Ihre Brust in Richtung Ihrer Oberschenkel erreichen.

- **Entspannen:** Lassen Sie Ihre Arme zum Boden hängen oder ruhen Sie sich auf Ihren Beinen aus. 15–30 Sekunden lang gedrückt halten.

4. Knieheben im Sitzen

- **Bein heben:** Atmen Sie ein, heben Sie Ihr rechtes Knie in Richtung Brust und halten Sie es mit Ihren Händen fest.
- **Halten:** Halten Sie einige Atemzüge lang an und senken Sie dann Ihr Bein. Wiederholen Sie dies mit dem linken Bein.

5. Schulter- und Nackendehnungen im Sitzen

- **Schulterdehnung:** Legen Sie Ihren rechten Arm über Ihre Brust und halten Sie ihn mit der linken Hand. 15–30 Sekunden lang gedrückt halten und dann die Seite wechseln.
- **Nackendehnung:** Neigen Sie Ihren Kopf nach rechts und bringen Sie Ihr Ohr zur Schulter. 15–30 Sekunden lang gedrückt halten und dann die Seite wechseln.

4. Tipps zum Praktizieren von Stuhl-Yoga bei Arthritis

- **Sich warm laufen:** Beginnen Sie immer mit einem sanften Aufwärmen, um Ihre Gelenke auf die Bewegung vorzubereiten.

- **Bleiben Sie hydriert:** Trinken Sie vor, während und nach dem Training Wasser, um ausreichend Flüssigkeit zu sich zu nehmen.
- **Verwenden Sie Requisiten:** Verwenden Sie Yoga gurte, Kissen oder aufgerollte Handtücher für zusätzlichen Halt und Komfort.
- **Regelmäßige Praxis:** Konsistenz ist der Schlüssel. Versuchen Sie, mehrmals pro Woche Stuhl Yoga zu praktizieren, um die besten Ergebnisse zu erzielen.
- **Abkühlen:** Beenden Sie die Übung mit sanften Abkühlübungen und tiefem Atmen, um Ihre Muskeln und Gelenke zu entspannen.

Stuhl Yoga ist eine wirksame und zugängliche Trainingsform für Menschen mit Arthritis. Es hilft, Flexibilität, Kraft und Beweglichkeit zu verbessern, Schmerzen zu lindern und die Entspannung zu fördern. Konsultieren Sie immer Ihren Arzt, bevor Sie beginnen, hören Sie auf Ihren Körper und ändern Sie die Körperhaltung nach Bedarf. Regelmäßiges Stuhl Yoga kann die Lebensqualität von Menschen mit Arthritis erheblich verbessern.

Stuhl-Yoga gegen Rückenschmerzen

Stuhl Yoga ist eine ausgezeichnete Option für Menschen mit Rückenschmerzen. Es bietet sanfte Dehn- und

Kräftigungsübungen, die dabei helfen können, Beschwerden zu lindern, die Körperhaltung zu verbessern und die Flexibilität zu erhöhen.

1. Vorteile von Stuhl-Yoga bei Rückenschmerzen

- **Reduziert Schmerzen:** Durch sanftes Dehnen und Kräftigen können Rückenschmerzen und Beschwerden gelindert werden.
- **Verbessert die Körperhaltung:** Fördert eine bessere Körperhaltung durch die Stärkung der Muskeln, die die Wirbelsäule stützen.
- **Erhöht die Flexibilität:** Erhöht die Flexibilität der Wirbelsäule und der umliegenden Muskeln und verringert die Steifheit.
- **Stärkt den Kern:** Baut die Kernkraft auf, die für die Unterstützung des unteren Rückens von entscheidender Bedeutung ist.
- **Fördert die Entspannung:** Reduziert Stress und Verspannungen, die zu Rückenschmerzen führen können.

2. Vorsichtsmaßnahmen

- **Fragen Sie Ihren Arzt:** Konsultieren Sie immer Ihren Arzt, bevor Sie mit einem neuen Trainingsprogramm beginnen, insbesondere wenn Sie chronische Rückenschmerzen haben.

- **Hören Sie auf Ihren Körper:** Vermeiden Sie Bewegungen, die Schmerzen oder Beschwerden verursachen. Führen Sie Übungen nur innerhalb Ihrer Komfortzone durch.
- **Nach Bedarf ändern:** Verwenden Sie Modifikationen und Hilfsmittel, um sicherzustellen, dass die Übungen sicher und angenehm für Ihren Rücken sind.

3. Empfohlene Posen

Hier sind einige Stuhl-Yoga -Posen, die sich besonders zur Linderung von Rückenschmerzen eignen:

1. Sitzende Katze-Kuh-Strecke

- **Katzenhaltung:** Atme aus und runde deinen Rücken, ziehe dein Kinn in Richtung Brust und ziehe deinen Bauchnabel in Richtung Wirbelsäule.
- **Kuh-Pose:** Atmen Sie ein und beugen Sie Ihren Rücken, heben Sie Ihre Brust an und schauen Sie leicht nach oben.
- **Wiederholungen:** Wiederholen Sie dies 5-10 Atemzüge lang und bewegen Sie sich dabei sanft zwischen den Posen.

2. Sitzende Vorwärtsfalte

- **Scharnier an der Hüfte:** Setzen Sie sich aufrecht hin, atmen Sie dann aus und beugen Sie sich von der Hüfte nach vorne, sodass Ihre Brust zu Ihren Oberschenkeln reicht.
- **Entspannen:** Lassen Sie Ihre Arme zum Boden hängen oder ruhen Sie sich auf Ihren Beinen aus. Halten Sie die Position 15 bis 30 Sekunden lang gedrückt und atmen Sie dabei tief durch.

3. Wirbelsäulendrehung im Sitzen

- **Nach rechts drehen:** Sitzen Sie aufrecht und stellen Sie die Füße flach auf den Boden. Legen Sie Ihre linke Hand auf Ihr rechtes Knie und drehen Sie Ihren Oberkörper nach rechts, wobei Sie über Ihre rechte Schulter schauen.
- **Halten:** Halten Sie die Position 15 bis 30 Sekunden lang gedrückt und atmen Sie dabei tief durch.
- **Seiten wechseln:** Auf der linken Seite wiederholen.

4. Seitliche Dehnung im Sitzen

- **Dehnung der rechten Seite:** Sitzen Sie aufrecht und stellen Sie die Füße flach auf den Boden. Strecken Sie Ihren rechten Arm über den Kopf und neigen Sie sich sanft nach links.

- **Halten:** Halten Sie die Position 15 bis 30 Sekunden lang gedrückt und spüren Sie die Dehnung entlang Ihrer rechten Seite.
- **Seiten wechseln:** Auf der linken Seite wiederholen.

5. Knie-zu-Brust-Dehnung im Sitzen

- **Rechtes Knie:** Setzen Sie sich aufrecht hin und atmen Sie ein, während Sie Ihr rechtes Knie in Richtung Brust heben und es mit Ihren Händen festhalten.
- **Halten:** Halten Sie einige Atemzüge lang an und halten Sie dabei den Rücken gerade.
- **Seiten wechseln:** Wiederholen Sie dies mit Ihrem linken Knie.

6. Beckenneigung im Sitzen

- **Vorwärtsneigung:** Sitzen Sie aufrecht, neigen Sie Ihr Becken sanft nach vorne und wölben Sie dabei Ihren unteren Rücken leicht.
- **Rückwärtsneigung:** Neigen Sie dann Ihr Becken nach hinten und runden Sie Ihren unteren Rücken leicht ab.
- **Wiederholungen:** Wiederholen Sie dies 5-10 Atemzüge lang und bewegen Sie sich dabei sanft zwischen den Neigungen hin und her.

4. Tipps zum Praktizieren von Stuhl-Yoga bei Rückenschmerzen

- **Sich warm laufen:** Beginnen Sie immer mit einem sanften Aufwärmen, um Ihren Rücken auf die Bewegung vorzubereiten.
- **Bleiben Sie hydriert:** Trinken Sie vor, während und nach dem Training Wasser.
- **Verwenden Sie Requisiten:** Verwenden Sie Kissen, aufgerollte Handtücher oder Yoga gurte für zusätzliche Unterstützung.
- **Regelmäßige Praxis:** Um optimale Ergebnisse zu erzielen, sollten Sie regelmäßig Stuhl Yoga praktizieren, idealerweise mehrmals pro Woche.
- **Abkühlen:** Beenden Sie die Übung mit sanften Abkühlübungen und tiefem Atmen, um Ihre Rückenmuskulatur zu entspannen.

Stuhl Yoga ist eine sichere und wirksame Methode zur Behandlung von Rückenschmerzen durch sanfte Dehn- und Kräftigungsübungen. Diese Posen verbessern die Flexibilität, Körperhaltung und Kernkraft, reduzieren gleichzeitig Schmerzen und fördern die Entspannung. Konsultieren Sie immer Ihren Arzt, bevor Sie beginnen, hören Sie auf Ihren Körper und nehmen Sie bei Bedarf Änderungen vor. Regelmäßiges Training kann Ihre Rückengesundheit und Ihr allgemeines Wohlbefinden deutlich verbessern.

Lehrstuhl für Yoga für Herz-Kreislauf-Gesundheit

Stuhl Yoga ist eine wirksame und zugängliche Trainingsform zur Verbesserung der Herz-Kreislauf-Gesundheit. Dabei handelt es sich um sanfte Bewegungen und Posen, die dazu beitragen können, die Herzfunktion zu verbessern, die Durchblutung zu steigern und Stress abzubauen.

1. Vorteile von Chair Yoga für die Herz-Kreislauf-Gesundheit

- **Verbessert die Durchblutung:** Sanfte Bewegungen fördern die Durchblutung des gesamten Körpers.
- **Stärkt das Herz:** Regelmäßiges Üben kann dazu beitragen, den Herzmuskel zu stärken und die allgemeine Herz-Kreislauf-Funktion zu verbessern.
- **Reduziert den Blutdruck:** Hilft, den Blutdruck durch Entspannungs- und Stressabbautechniken zu senken.
- **Verbessert die Lungenkapazität:** Fördert eine tiefere Atmung, was die Lungenfunktion verbessert und das Blut mit Sauerstoff versorgt.
- **Reduziert Stress:** Reduziert den Stresspegel, was sich positiv auf die Herzgesundheit auswirkt.

2. Vorsichtsmaßnahmen

- **Fragen Sie Ihren Arzt:** Konsultieren Sie immer Ihren Arzt, bevor Sie mit einem neuen Trainingsprogramm beginnen, insbesondere wenn Sie an einer Herzerkrankung leiden.
- **Hören Sie auf Ihren Körper:** Vermeiden Sie alle Bewegungen, die Unbehagen oder Schmerzen verursachen. Führen Sie Übungen nur innerhalb Ihres Komfortniveaus durch.
- **Nach Bedarf ändern:** Verwenden Sie Modifikationen und Requisiten, um sicherzustellen, dass die Übungen sicher und komfortabel sind.

3. Empfohlene Posen

Hier sind einige Stuhl-Yoga-Posen, die sich besonders positiv auf die Herz-Kreislauf-Gesundheit auswirken:

1. Sitzender Marsch

- **Sitzen Sie hoch:** Setzen Sie sich mit hüftbreit auseinander liegenden Füßen flach auf den Boden auf den Stuhl.
- **Marsch vor Ort:** Heben Sie Ihr rechtes Knie in Richtung Brust, senken Sie es dann ab und heben Sie Ihr linkes Knie an. Fahren Sie abwechselnd 1-2 Minuten lang fort.

- **Armbewegungen:** Für zusätzliche Intensität
  pumpen Sie Ihre Arme beim Marschieren.

2. Hampelmänner im Sitzen

- **Sitzen Sie hoch:** Setzen Sie sich mit
  zusammengefügten Füßen auf den Stuhl.
- **Armbewegungen:** Heben Sie Ihre Arme über
  Ihren Kopf und spreizen Sie gleichzeitig Ihre
  Beine zur Seite.
- **Zurück zum Start:** Senken Sie Ihre Arme und
  bringen Sie Ihre Beine wieder zusammen. 1-2
  Minuten lang wiederholen.

3. Sitzende Seitenbeugen

- **Dehnung der rechten Seite:** Sitzen Sie aufrecht
  und stellen Sie die Füße flach auf den Boden.
  Strecken Sie Ihren rechten Arm über den Kopf
  und neigen Sie sich sanft nach links.
- **Halten:** Halten Sie die Position 15 bis 30
  Sekunden lang gedrückt und kehren Sie dann in
  die Ausgangsposition zurück.
- **Seiten wechseln:** Auf der linken Seite
  wiederholen.

4. Beinheben im Sitzen
- **Rechtes Bein anheben:** Setzen Sie sich aufrecht hin
  und heben Sie Ihr rechtes Bein gerade nach vorne,
  sodass es parallel zum Boden bleibt.

- **Halten:** Halten Sie die Taste einige Sekunden lang gedrückt und senken Sie sie dann wieder ab.
- **Wiederholungen:** Wiederholen Sie dies 10–15 Mal an jedem Bein.

5. Sitzende Rumpfdrehungen

- **Nach rechts drehen:** Sitzen Sie aufrecht und stellen Sie die Füße flach auf den Boden. Legen Sie Ihre linke Hand auf Ihr rechtes Knie und drehen Sie Ihren Oberkörper nach rechts, wobei Sie über Ihre rechte Schulter schauen.
- **Halten:** Halten Sie die Position 15 bis 30 Sekunden lang gedrückt und atmen Sie dabei tief durch.
- **Seiten wechseln:** Auf der linken Seite wiederholen.

6. Sitzende Armkreise

- **Arme ausstrecken:** Sitzen Sie aufrecht und strecken Sie die Arme auf Schulterhöhe seitlich aus.
- **Kleine Kreise:** Machen Sie 30 Sekunden lang kleine Kreise mit Ihren Armen und kehren Sie dann weitere 30 Sekunden lang die Richtung um.

4. Tipps zum Praktizieren von Stuhl-Yoga für die Herz-Kreislauf-Gesundheit

- **Sich warm laufen:** Beginnen Sie immer mit einem sanften Aufwärmen, um Ihren Körper auf das Training vorzubereiten.
- **Bleiben Sie hydriert:** Trinken Sie vor, während und nach dem Training Wasser.
- **Atme tief durch:** Konzentrieren Sie sich während Ihrer gesamten Übung auf tiefes, rhythmisches Atmen, um die Sauerstoffaufnahme zu maximieren.
- **Regelmäßige Praxis:** Versuchen Sie, regelmäßig Stuhl Yoga zu praktizieren, idealerweise mehrmals pro Woche, um Verbesserungen der Herz-Kreislauf-Gesundheit zu erzielen.
- **Abkühlen:** Beenden Sie die Übung mit sanften Abkühlübungen und tiefem Atmen, um Ihre Muskeln zu entspannen und Ihre Herzfrequenz zu senken.

Stuhl Yoga ist eine wirksame und schonende Übung zur Verbesserung der Herz-Kreislauf-Gesundheit. Es fördert die Durchblutung, stärkt das Herz, senkt den Blutdruck und fördert die Entspannung.

Konsultieren Sie immer Ihren Arzt, bevor Sie beginnen, hören Sie auf Ihren Körper und nehmen Sie bei Bedarf

Änderungen vor. Die regelmäßige Ausübung von Stuhl Yoga kann Ihrer Herzgesundheit und Ihrem allgemeinen Wohlbefinden erheblich zugute kommen.

Anpassen von Posen an individuelle Bedürfnisse

Für eine sichere und effektive Praxis ist die Anpassung der Yoga -Stellungen an die individuellen Bedürfnisse von entscheidender Bedeutung, insbesondere wenn körperliche Einschränkungen, Verletzungen oder gesundheitliche Probleme berücksichtigt werden. So passen Sie Posen effektiv an:

1. Beratung

- **Bedarf einschätzen:** Verstehen Sie die körperlichen Fähigkeiten, Einschränkungen und alle spezifischen gesundheitlichen Bedenken des Einzelnen.
- **Gesundheitsaspekte:** Berücksichtigen Sie Faktoren wie Arthritis, Rückenschmerzen, Gelenkprobleme oder Herz-Kreislauf-Erkrankungen, die möglicherweise Änderungen erfordern.
- **Konsultieren Sie Fachleute:** Lassen Sie sich von Gesundheitsdienstleistern oder qualifizierten Yoga lehrern beraten, um die Sicherheit und

Angemessenheit der Anpassungen
sicherzustellen.

2. Allgemeine Grundsätze zur Posenanpassung

- **Intensität ändern:** Passen Sie die Intensität der Posen an, indem Sie den Bewegungsbereich reduzieren oder Requisiten zur Unterstützung verwenden.
- **Verwenden Sie Requisiten:** Verwenden Sie Hilfsmittel wie Stühle, Blöcke, Polster oder Gurte, um die richtige Ausrichtung und Stabilität zu gewährleisten.
- **Konzentrieren Sie sich auf die Ausrichtung:** Achten Sie auf die richtige Ausrichtung, um Belastungen oder Verletzungen vorzubeugen.
- **Fördern Sie Komfort:** Sorgen Sie während der gesamten Praxis für Komfort und Leichtigkeit, damit der Einzelne innerhalb seiner Komfortzone arbeiten kann.

3. Beispiele für Anpassungen

Hier finden Sie Beispiele, wie Sie gängige Yoga -Posen an individuelle Bedürfnisse anpassen können:

1. Sitzende Vorwärtsfalte
- **Normale Pose:** Strecken Sie beide Beine gerade nach vorne aus und klappen Sie sie an der Hüfte nach vorne.

- **Anpassung:** Beugen Sie die Knie leicht oder legen Sie einen Riemen um die Füße, um ohne Anstrengung nach vorne zu greifen.

2. Der herabschauende Hund (Adho Mukha Svanasana)

- **Normale Pose:** Hände und Füße auf dem Boden, Hüfte hoch in umgekehrter V-Form.
- **Anpassung:** Legen Sie die Hände auf den Stuhlsitz und gehen Sie die Füße nach hinten, um die Ausrichtung beizubehalten und den Druck auf die Handgelenke zu verringern.

3. Krieger II (Virabhadrasana II)

- **Normale Pose:** Füße weit auseinander, Arme ausgestreckt, vorderes Knie gebeugt, Blick über die vordere Hand.
- **Anpassung:** Verkürzen Sie den Stand, reduzieren Sie die Tiefe der Kniebeuge, verwenden Sie bei Bedarf einen Stuhl zum Ausbalancieren oder als Stütze.

4. Kinderhaltung (Balasana)

- **Normale Pose:** Knien Sie sich hin, setzen Sie die Hüften nach hinten auf die Fersen, strecken Sie die Arme nach vorne, die Stirn auf den Boden.

- **Anpassung:** Platzieren Sie ein Kissen oder
  Polster zwischen Oberschenkeln und Waden, um
  die Belastung zu verringern, oder halten Sie die
  Hüften höher.

4. Richtlinien zum Üben angepasster Posen

- **Bewusstsein:** Ermutigen Sie den Einzelnen, auf
  seinen Körper zu hören und zu vermeiden, über
  angenehme Grenzen hinauszugehen.
- **Atmung:** Betonen Sie tiefes, gleichmäßiges
  Atmen, um die Entspannung und Konzentration
  während der Posen zu verbessern.
- **Konsistenz:** Üben Sie regelmäßig, um Kraft,
  Flexibilität und Vertrautheit mit angepassten
  Posen aufzubauen.
- **Progression:** Erhöhen Sie schrittweise den
  Schwierigkeitsgrad oder den Bewegungsumfang,
  während sich Kraft und Flexibilität verbessern.

5. Bedeutung eines individualisierten Ansatzes

- **Personalisierung:** Die Bedürfnisse und
  Fähigkeiten jedes Menschen sind unterschiedlich,
  sodass individuelle Anpassungen Sicherheit und
  Wirksamkeit gewährleisten.
- **Ermächtigung:** Anpassungen ermöglichen es
  dem Einzelnen, vollständig an der Yoga -Praxis

teilzunehmen und gleichzeitig die Bedürfnisse
seines Körpers zu berücksichtigen.

- **Lehrerunterstützung:** Lassen Sie sich von
  sachkundigen Ausbildern beraten, die
  maßgeschneiderte Modifikationen und
  Unterstützung anbieten können.

Um Yoga -Posen an individuelle Bedürfnisse
anzupassen, müssen Sie die Intensität ändern, Hilfsmittel
zur Unterstützung verwenden und sich auf die richtige
Ausrichtung konzentrieren, um körperlichen
Einschränkungen oder Gesundheitszuständen Rechnung
zu tragen. Die Beratung durch medizinisches
Fachpersonal und qualifizierte Ausbilder gewährleistet
Sicherheit und Wirksamkeit in der Praxis. Fördern Sie
einen personalisierten Ansatz, der Komfort, Ausrichtung
und schrittweise Fortschritte fördert, um Einzelpersonen
auf ihrer Yoga -Reise zu unterstützen.

Kapitel 9: Erstellen Sie Ihre Routine

Beispielhafte Stuhl-Yoga -Routinen

Stuhl-Yoga -Routinen sind so konzipiert, dass sie für Menschen jeden Alters und jeder körperlichen Leistungsfähigkeit zugänglich und vorteilhaft sind. Hier sind zwei umfassende Routinen, die verschiedene Aspekte der Stuhl-Yoga -Praxis abdecken:

Routine 1

Sanfte Dehnung und Entspannung

Dauer: Ungefähr 20-30 Minuten

1. Aufwärmen im Sitzen (5 Minuten)

- Setzen Sie sich bequem auf den Stuhl und stellen Sie die Füße flach auf den Boden.
- **Nackenrollen:** Rollen Sie Ihren Hals langsam im Kreis, zuerst im Uhrzeigersinn, dann gegen den Uhrzeigersinn.

- **Schulterrollen:** Heben Sie Ihre Schultern in Richtung Ihrer Ohren und rollen Sie sie dann nach hinten und unten.
- **Handgelenk- und Knöchelkreise:** Drehen Sie Ihre Handgelenke und Knöchel in sanften Kreisen.

2. Tiefes Atmen (3 Minuten)

- Setzen Sie sich aufrecht hin, schließen Sie die Augen und atmen Sie langsam und tief durch die Nase ein und aus.
- Atme tief ein und zähle bis 4, halte die Luft 2 Mal gedrückt und atme 6 Mal aus. Wiederholen Sie dies für 3 Zyklen.

3. Oberkörperdehnungen (5 Minuten)

- **Sitzende Katze-Kuh-Strecke:** Atme ein, wölbe deinen Rücken und schaue nach oben (Kuh), atme aus, runde deine Wirbelsäule und ziehe dein Kinn an (Katze). Wiederholen Sie dies für 5 Zyklen.
- **Seitliche Dehnung im Sitzen:** Strecken Sie Ihren rechten Arm über den Kopf und neigen Sie sich sanft nach links. 15–20 Sekunden lang gedrückt halten und dann die Seite wechseln.

4. Dehnung des Unterkörpers (5 Minuten)

- **Sitzende Vorwärtsfalte:** Beugen Sie Ihre Hüften nach vorne und strecken Sie Ihre Hände zu Ihren Füßen oder Schienbeinen. 20–30 Sekunden lang gedrückt halten.
- **Knie-an-Brust sitzend:** Heben Sie Ihr rechtes Knie in Richtung Brust und umarmen Sie es mit beiden Händen. 15–20 Sekunden lang gedrückt halten und dann das Bein wechseln.

5. Achtsamkeit und Entspannung (7 Minuten)

- **Geführte Bilder:** Schließen Sie die Augen, stellen Sie sich einen friedlichen Ort vor und konzentrieren Sie sich drei Minuten lang auf Ihren Atem.
- **Körperscan:** Beginnen Sie mit den Zehen und richten Sie Ihre Aufmerksamkeit auf jeden Teil Ihres Körpers, entspannen Sie sich und lösen Sie Verspannungen.

6. Abschluss (5 Minuten)

- Setzen Sie sich ruhig hin, atmen Sie ein paar Mal tief durch und öffnen Sie sanft die Augen.
- Denken Sie darüber nach, wie Sie sich nach der Übung fühlen, und setzen Sie sich eine positive Absicht für den Tag.

Routine 2

Fokus auf Kraft und Gleichgewicht

Dauer: Ungefähr 25-35 Minuten

1. Aufwärmen im Sitzen (5 Minuten)

- Wiederholen Sie die Aufwärmübungen aus Routine 1.

2. Sanfte Bewegung und Balance (10 Minuten)

- **Sitzende Berghaltung:** Setzen Sie sich aufrecht hin, stellen Sie Ihre Füße auf den Boden und strecken Sie Ihre Arme nach oben. 30 Sekunden lang gedrückt halten.
- **Beinheben im Sitzen:** Strecken Sie Ihr rechtes Bein nach vorne, halten Sie es einige Sekunden lang gedrückt und senken Sie es dann ab. Wiederholen Sie dies am linken Bein für 10 Wiederholungen auf jeder Seite.
- **Stuhlgestützte Baumhaltung:** Halten Sie sich an der Stuhllehne fest und stellen Sie Ihren rechten Fuß auf die linke Innenseite des Oberschenkels oder der Wade. 30 Sekunden lang gedrückt halten und dann die Seite wechseln.

3. Kraftaufbau (10 Minuten)

- **Sitzende Kriegerposen:** Setzen Sie sich nach vorne auf den Stuhl, strecken Sie Ihr rechtes Bein zur Seite und beugen Sie Ihr linkes Knie. 30 Sekunden lang gedrückt halten und dann die Seite wechseln.
- **Sitzende Stuhlhaltung:** Sitzen Sie aufrecht, beugen Sie die Knie und senken Sie die Hüften, als würden Sie auf einem imaginären Stuhl sitzen. 20–30 Sekunden lang gedrückt halten.

4. Abkühlung und Entspannung (5 Minuten)

- **Sanfte Cool-Down-Strecken:** Führen Sie sanfte Dehnübungen für Arme, Beine und Rücken durch, um die Muskeln zu entspannen.
- **Tiefes Atmen:** Beenden Sie die Übung mit 2-3-minütigen Atemübungen, um Entspannung und Ruhe zu fördern.

Tipps zum Üben von Stuhl-Yoga -Routinen

- **Nach Bedarf ändern:** Passen Sie Posen und Bewegungen an Ihr Wohlbefinden und Ihre körperlichen Fähigkeiten an.
- **Konsistenz:** Üben Sie regelmäßig Stuhl-Yoga -Routinen und versuchen Sie es mehrmals pro Woche, um die Vorteile zu erleben.

- **Bleiben Sie hydriert:** Trinken Sie vor und nach dem Training Wasser, um ausreichend Flüssigkeit zu sich zu nehmen.
- **Hören Sie auf Ihren Körper:** Respektieren Sie alle Empfindungen oder Einschränkungen, die Ihr Körper während der Übung mitteilt.

Stuhl-Yoga -Routinen bieten eine Vielzahl von Übungen und Dehnübungen, die auf die individuellen Bedürfnisse und Vorlieben zugeschnitten werden können. Diese Routinen fördern die Entspannung, verbessern die Flexibilität, bauen Kraft auf und steigern das allgemeine Wohlbefinden. Integrieren Sie Stuhl Yoga in Ihre tägliche oder wöchentliche Routine, um die körperlichen, geistigen und emotionalen Vorteile zu genießen, die es bietet.

Individualisierung Ihrer Praxis

Durch die individuelle Gestaltung Ihrer Yoga -Praxis können Sie Übungen und Routinen an Ihre individuellen Bedürfnisse, Vorlieben und Ziele anpassen. So können Sie Ihre Stuhl-Yoga -Praxis effektiv personalisieren:

1. Bewerten Sie Ihre Bedürfnisse

- **Körperliche Verfassung:** Berücksichtigen Sie alle körperlichen Einschränkungen, Verletzungen

oder gesundheitlichen Bedenken, die sich auf
Ihre Praxis auswirken könnten.

- **Ziele:** Definieren Sie, was Sie mit Ihrer Yoga
-Praxis erreichen möchten, z. B. die
Verbesserung Ihrer Flexibilität, die Reduzierung
von Stress oder die Behandlung bestimmter
Gesundheitsprobleme.

- **Präferenzen:** Identifizieren Sie die Arten von
Übungen oder Posen, die Ihnen Spaß machen und
die Sie nützlich finden.

2. Passen Sie Posen und Übungen an

- **Intensität ändern:** Passen Sie die Intensität der
Posen an, indem Sie den Bewegungsbereich, die
Dauer oder die Wiederholungen verringern oder
vergrößern.

- **Verwenden Sie Requisiten:** Integrieren Sie
Requisiten wie Stühle, Kissen, Gurte oder
Blöcke, um die Stabilität und Ausrichtung in den
Posen zu unterstützen.

- **Entdecken Sie Variationen:** Experimentieren
Sie mit verschiedenen Posenvarianten, um
herauszufinden, was sich für Sie am
angenehmsten und effektivsten anfühlt.

3. Schwerpunktbereiche für die Anpassung

- **Kraftaufbau:** Bauen Sie Posen ein, die bestimmte Muskelgruppen ansprechen, um Kraft aufzubauen, z. B. Kniebeugen mit Stuhlunterstützung oder modifizierte Kriegerposen.
- **Flexibilität:** Integrieren Sie Dehnübungen, die sich auf die Verbesserung der Flexibilität in Bereichen wie der Wirbelsäule, den Hüften und den Schultern konzentrieren, z. B. durch Vorbeugen im Sitzen oder sanfte Drehungen.
- **Gleichgewicht:** Üben Sie Übungen, die das Gleichgewicht und die Stabilität herausfordern, wie zum Beispiel sitzende Baumhaltung oder Beinheben.
- **Achtsamkeit und Entspannung:** Nehmen Sie sich Zeit für Atemübungen, geführte Meditation oder Entspannungstechniken, um Stress abzubauen und geistige Klarheit zu fördern.

4. Erstellen Sie Ihre individuelle Routine

- **Design-Reihenfolge:** Ordnen Sie Posen und Übungen in einer Reihenfolge an, die reibungslos verläuft und Ihren spezifischen Zielen und Bedürfnissen entspricht.
- **Dauer:** Legen Sie die Länge Ihrer Übungseinheit basierend auf Ihrem Zeitplan und Ihrer Ausdauer

fest und reichen Sie von 15 Minuten bis 45
Minuten oder länger.

- **Vielfalt:** Integrieren Sie eine Vielzahl von Posen
  und Übungen, um Ihr Training spannend und
  ausgewogen zu gestalten.
- **Konsistenz:** Üben Sie regelmäßig und streben
  Sie mindestens ein paar Sitzungen pro Woche an,
  um spürbare Erfolge zu erzielen.

5. Überwachen Sie den Fortschritt und passen Sie ihn an

- **Hören Sie auf Ihren Körper:** Achten Sie darauf, wie
  Ihr Körper auf verschiedene Posen und Übungen
  reagiert. Ändern oder überspringen Sie Posen, die
  Unbehagen oder Schmerzen verursachen.
- **Änderungen verfolgen:** Führen Sie ein
  Tagebuch, um Ihre Fortschritte zu verfolgen und
  Verbesserungen bei Flexibilität, Kraft oder
  allgemeinem Wohlbefinden zu notieren.
- **Lassen Sie sich beraten:** Wenden Sie sich an
  einen qualifizierten Yoga lehrer oder
  Gesundheitsdienstleister, wenn Sie Fragen haben
  oder Hilfe bei Änderungen benötigen.

Tipps für eine erfolgreiche Anpassung

- **Beginnen Sie langsam:** Beginnen Sie mit
  einfachen Posen und fügen Sie nach und nach
  anspruchsvollere Posen hinzu, während Ihr
  Selbstvertrauen und Ihre Fähigkeiten zunehmen.

- **Bleiben Sie hydriert:** Trinken Sie vor, während und nach dem Training Wasser, um hydriert zu bleiben und die allgemeine Gesundheit zu unterstützen.
- **Hören Sie sich Feedback an:** Achten Sie auf das Feedback Ihres Körpers und passen Sie Ihre Praxis entsprechend an, um eine sichere und effektive Routine aufrechtzuerhalten.
- **Genießen Sie den Prozess:** Begeben Sie sich auf die Reise, Ihre Yoga -Praxis individuell an Ihre individuellen Bedürfnisse und Vorlieben anzupassen und sie zu einer erfüllenden und angenehmen Erfahrung zu machen.

Durch die individuelle Gestaltung Ihrer Stuhl-Yoga -Praxis können Sie Übungen und Routinen individuell an Ihre spezifischen Ziele, Vorlieben und Ihre körperliche Verfassung anpassen. Indem Sie die Posen anpassen, sich auf Schlüsselbereiche wie Kraft, Flexibilität, Gleichgewicht und Entspannung konzentrieren und eine personalisierte Routine erstellen, können Sie Ihr allgemeines Wohlbefinden und Ihre Freude am Yoga steigern. Regelmäßiges Üben und achtsame Anpassungen stellen sicher, dass Ihre Yoga -Praxis weiterhin von Nutzen ist und Ihre Gesundheits- und Wellnessziele unterstützt.

Tipps, um konsistent zu bleiben

Konsistenz ist der Schlüssel, um die Vorteile der Yoga
-Praxis auf dem Stuhl voll auszuschöpfen. Hier sind
einfache, aber umfassende Tipps, die Ihnen helfen, eine
regelmäßige Routine aufrechtzuerhalten:

1. Setzen Sie sich realistische Ziele

- **Ziele definieren:** Machen Sie deutlich, was Sie
  durch Stuhl Yoga erreichen möchten, sei es mehr
  Flexibilität, Stressabbau oder eine bessere
  Körperhaltung.
- **Aufschlüsseln:** Legen Sie erreichbare
  Meilensteine fest, um auf Ihre größeren Ziele
  hinzuarbeiten, z. B. dreimal pro Woche zu üben.

2. Erstellen Sie einen Zeitplan

- **Nehmen Sie sich Zeit:** Planen Sie in Ihrem
  Wochenplan bestimmte Zeiten für Stuhl-Yoga
  -Sitzungen ein.
- **Routineintegration:** Integrieren Sie Stuhl Yoga
  in Ihren Alltag, beispielsweise morgens oder vor
  dem Schlafengehen.

3. Legen Sie einen Übungsraum fest

- **Freiraum:** Schaffen Sie einen aufgeräumten Bereich, in dem Sie bequem Yoga auf dem Stuhl praktizieren können.
- **Komfortable Umgebung:** Stellen Sie sicher, dass der Raum ruhig ist und Entspannung und Konzentration fördert.

4. Beginnen Sie langsam und schrittweise

- **Anfängerfreundlicher Ansatz:** Beginnen Sie mit kürzeren Sitzungen und erhöhen Sie schrittweise Dauer und Intensität, während Sie sich wohler und sicherer fühlen.
- **Fortschritt Schritt für Schritt:** Konzentrieren Sie sich darauf, grundlegende Posen zu beherrschen, bevor Sie zu fortgeschritteneren Posen übergehen.

5. Hören Sie auf Ihren Körper

- **Respektieren Sie die Grenzen:** Respektieren Sie die Signale Ihres Körpers und vermeiden Sie es, Ihre Komfortzone zu verlassen.
- **Nach Bedarf ändern:** Passen Sie Haltungen oder Übungen an Ihre aktuelle körperliche Verfassung und etwaige gesundheitliche Bedenken an.

6. Bleiben Sie motiviert

- **Vielfalt in der Praxis:** Halten Sie Ihre Praxis interessant, indem Sie verschiedene Posen und Routinen ausprobieren oder Musik oder geführte Meditation integrieren.
- **Feiern Sie den Fortschritt:** Erkennen und feiern Sie Verbesserungen Ihrer Flexibilität, Kraft oder Ihres allgemeinen Wohlbefindens.

7. Verantwortlichkeit und Support

- **Buddy-System:** Arbeiten Sie mit einem Freund oder Familienmitglied zusammen, um gemeinsam Stuhl Yoga zu praktizieren und sich gegenseitig zur Rechenschaft zu ziehen.
- **Treten Sie einer Klasse bei:** Nehmen Sie an Stuhl-Yoga -Kursen oder Workshops teil, um die Anleitung eines Lehrers zu erhalten und mit einer Gemeinschaft von Gleichgesinnten in Kontakt zu treten.

8. Reflektieren und anpassen

- **Bewerten Sie regelmäßig:** Nehmen Sie sich Zeit, über Ihre Stuhl-Yoga -Praxis und deren Auswirkungen auf Ihr körperliches und geistiges Wohlbefinden nachzudenken.

- **Nehmen Sie Anpassungen vor:** Ändern Sie Ihre Routine oder Ziele nach Bedarf, um Änderungen in Ihrem Zeitplan oder Ihren persönlichen Bedürfnissen zu berücksichtigen.

9. Übe Achtsamkeit

- **Bewusstsein für den gegenwärtigen Moment:** Bleiben Sie während Ihrer Praxis präsent, indem Sie sich auf Ihren Atem und die Empfindungen in Ihrem Körper konzentrieren.
- **Achtsame Integration:** Integrieren Sie Achtsamkeit in Ihre täglichen Aktivitäten, um ein Gefühl der Ruhe und des Bewusstseins zu bewahren.

10. Bleiben Sie positiv

- **Positive Verstärkung:** Entwickeln Sie eine positive Einstellung gegenüber der Yoga -Praxis auf dem Stuhl und betrachten Sie sie als eine vorteilhafte Investition in Ihre Gesundheit und Ihr Wohlbefinden.
- **Geduld und Beharrlichkeit:** Seien Sie sich darüber im Klaren, dass Fortschritt Zeit und Mühe erfordert, und bleiben Sie beharrlich bei Ihrem Engagement für regelmäßige Übungen.

Konsequente Stuhl-Yoga -Praxis steigert die Wirksamkeit bei der Verbesserung der Flexibilität, dem Abbau von Stress und der Förderung des allgemeinen Wohlbefindens. Indem Sie sich realistische Ziele setzen, einen konsistenten Zeitplan erstellen, auf Ihren Körper hören und motiviert bleiben, können Sie eine nachhaltige Routine etablieren, die Ihre Gesundheitsziele unterstützt. Integrieren Sie Achtsamkeit, holen Sie sich bei Bedarf Unterstützung und passen Sie Ihre Praxis an, um Spaß am Stuhl Yoga zu haben und sich langfristig dafür zu engagieren.

Abschluss

Auf dem Weg des Stuhl Yoga wird jede Übungseinheit zu einem Sprungbrett in ein gesünderes, lebendigeres Leben. Ganz gleich, ob Sie Ihre Flexibilität steigern, Stress abbauen oder einfach nur Ihr allgemeines Wohlbefinden steigern möchten, Stuhl Yoga bietet einen sanften und dennoch kraftvollen Weg, diese Ziele zu erreichen. Durch konsequentes Üben und achtsames Engagement stärken Sie nicht nur Ihren Körper, sondern nähren auch Geist und Seele.

Ermutigung und abschließende Gedanken

Nehmen Sie sich am Ende jeder Stuhl-Yoga -Sitzung einen Moment Zeit, um Ihr Engagement für Ihre Gesundheit und Ihr Wohlbefinden zu würdigen. Jeder Atemzug, jede Dehnung und jeder Moment der Achtsamkeit trägt zu Ihrem Weg zu einem gesünderen Lebensstil bei. Denken Sie daran, dass Fortschritte möglicherweise nicht immer sofort sichtbar sind, aber mit Geduld und Beharrlichkeit werden sich die Vorteile im Laufe der Zeit entfalten.

Nehmen Sie die Reise mit Begeisterung und Neugier an. Entdecken Sie die Tiefe Ihres Atems, die Flexibilität Ihres Körpers und den Frieden in Ihrem Geist. Beim

Stuhl Yoga geht es nicht nur um die Posen; Es geht um die Verbindung, die Sie zu sich selbst und der Welt um Sie herum pflegen.

Lassen Sie jede Übungseinheit eine Erinnerung an Ihr Engagement für Selbstfürsorge und Selbstfindung sein.

Wenn Sie von Ihrem Stuhl aufstehen und in den Rhythmus des täglichen Lebens zurückkehren, nehmen Sie die Ruhe, Kraft und Klarheit mit, die Ihnen Stuhl Yoga vermittelt hat. Lassen Sie sich davon bei der Wahl gesünderer Gewohnheiten, positiver Ansichten und eines ausgewogeneren Lebensstils leiten. Schätzen Sie die Momente der Stille und Bewegung, denn sie sind die Grundlage, auf der Sie Ihr Wohlbefinden aufbauen.

Mögen Sie auf dieser Reise zu einem gesünderen Lebensstil durch Stuhl-Yoga Freude in jeder Dehnung, Frieden in jedem Atemzug und Kraft in jeder Pose finden. Üben Sie weiter, wachsen Sie weiter und genießen Sie weiterhin die Schönheit eines gut gelebten Lebens.

Anhänge

Glossar der Begriffe

Dieses Glossar enthält Definitionen von Schlüsselbegriffen, die häufig in der Yoga -Praxis auf dem Stuhl verwendet werden:

1. **Asana**: Yoga -Pose oder -Haltung. Beim Stuhl-Yoga können diese Übungen im Sitzen oder auf einem Stuhl als Stütze ausgeführt werden.
2. **Pranayama**: Atemübungen im Yoga , die darauf abzielen, den Atem zu kontrollieren und so die allgemeine Gesundheit und das Wohlbefinden zu verbessern.
3. **Mudra**: Handgesten, die in Yoga und Meditation verwendet werden, um den Energiefluss zu erleichtern und die Konzentration zu verbessern.
4. **Vinyasa**: Eine Abfolge von Posen, die mit dem Atem verbunden sind. Beim Stuhl Yoga werden Vinyasa-Sequenzen für das Üben im Sitzen angepasst.
5. **Namaste**: Eine respektvolle Begrüßungs- oder Abschiedsgeste, oft begleitet von einer leichten

Verbeugung mit vor der Brust zusammengelegten
Handflächen.

6. **Drishti**: Fokussierter Blick oder
Konzentrationspunkt während Yoga -Posen zur
Unterstützung der Konzentration und des
Gleichgewichts.

7. **Mantra**: Ein heiliges Wort, ein heiliger Ton oder
eine heilige Phrase, die während der Meditation
wiederholt wird, um die Konzentration und das
spirituelle Wachstum zu unterstützen.

8. **Prana**: Lebensenergie. Pranayama-Übungen
zielen darauf ab, diese lebenswichtige Energie im
Körper zu stärken und auszugleichen.

9. **Savasana**: Abschließende Entspannungshaltung
am Ende einer Yoga -Praxis, die normalerweise
im Liegen ausgeführt wird. Beim Stuhl Yoga
wird häufig eine sitzende Entspannungshaltung
verwendet.

10. **Ausrichtung**: Richtige Positionierung des
Körpers in Yoga -Posen, um Sicherheit und
Wirksamkeit der Praxis zu gewährleisten.

11. **Requisiten**: Werkzeuge wie Blöcke, Polster,
Gurte und Stühle, die zur Unterstützung und
Verbesserung der Yoga -Praxis verwendet
werden, indem sie bei der Ausrichtung helfen
und Posen zugänglich machen.

12. **Chakra**: Energiezentren im Körper, von denen
angenommen wird, dass sie bestimmten Organen

und Emotionen entsprechen. Praktiken zielen darauf ab, diese Energiezentren auszugleichen und auszurichten.

13. **ujjayi**: Eine Atemtechnik, bei der der Atem absichtlich im hinteren Teil des Rachens zusammengezogen wird, wodurch ein leises Zischen entsteht.

14. **Bandha**: Energiesperren oder Muskelkontraktionen, die im Yoga verwendet werden, um den Prana-Fluss zu lenken und die Stabilität in Posen zu verbessern.

15. **Meditation**: Praxis, den Geist zu fokussieren und einen erhöhten Bewusstseinszustand zu erreichen, oft in Verbindung mit Yoga -Asanas und Pranayama praktiziert.

Wenn Sie diese Begriffe verstehen, vertiefen Sie Ihre Wertschätzung und Ihr Verständnis für die Yoga -Praxis auf dem Stuhl und können sich so intensiver auf jede Sitzung einlassen.

Notiz